新世纪全国高等中医药院校规划教材

生理学实验指导

（供中医药类专业用）

主　编　施雪筠（北京中医药大学）

副主编　张志雄（上海中医药大学）

　　　　王德山（辽宁中医学院）

　　　　牛　欣（北京中医药大学）

主　审　郭学勤（复旦大学上海医学院）

　　　　王大仁（福建中医学院）

U0335037

中国中医药出版社
·北　京·

图书在版编目（CIP）数据

生理学实验指导/施雪筠主编．—2版．—北京：中国中医药出版社，2017.9（2024.8重印）

新世纪全国高等中医药院校规划教材

ISBN 978 - 7 - 5132 - 4336 - 0

Ⅰ.①生…　Ⅱ.①施…　Ⅲ.①生理学 - 实验 - 中医学院 - 教学参考资料　Ⅳ.①Q4 - 33

中国版本图书馆 CIP 数据核字（2017）第 163750 号

中国中医药出版社出版

北京经济技术开发区科创十三街 31 号院二区 8 号楼
邮政编码　100176
传真　010 64405721
廊坊市佳艺印务有限公司印刷
各地新华书店经销

开本 850×1168　1/16　印张 10.75　字数 260 千字
2017 年 9 月第 2 版　2024 年 8 月第 6 次印刷
书　号　ISBN 978 - 7 - 5132 - 4336 - 0

定价　28.00 元

网址　www.cptcm.com

服 务 热 线　010 - 64405510

购 书 热 线　010 - 89535836

维 权 打 假　010 - 64405753

微信服务号　zgzyycbs

微商城网址　https://kdt.im/LIdUGr

官 方 微 博　http://e.weibo.com/cptcm

天猫旗舰店网址　https://zgzyycbs.tmall.com

如有印装质量问题请与本社出版部联系(010 - 64405510)

新世纪全国高等中医药院校规划教材
《生理学实验指导》编委会

编 写 说 明

    《生理学实验指导》是普通高等教育"十五"国家级规划教材、新世纪全国高等中医药院校规划教材《生理学》（供中医药类专业用）的配套教学用书之一。

    生理学既是医学的一门重要基础学科，又是一门培养学生实践技能和科学作风的实验性科学。为坚持理论结合实践的原则，编委会认真讨论了《生理学实验指导》编写要点，在编写中既要立足于中医药院校教学的特点，精选内容，尤其多选与研究中医、中药有关的基本操作与技能的实验；也要致力于实验方法的先进性和科学性，尤其要注意适应现代医学高度综合跨学科发展的需要。

    经投标遴选而成立的编委会由全国18所中医药院校的生理学教授、副教授组成。在综合了各自院校教学经验的基础上，又广泛采纳了其他兄弟院校的宝贵意见，既介绍传统的生理学实验仪器，也首次将计算机信息处理系统引入实验指导。经调查后，本实验指导采纳了目前全国中医药院校广泛应用的 Medlab 生物信号采集处理系统、BL-410 生物信号采集处理系统、RM6240C 生理信号采集处理系统、Pclab 生物信号采集处理系统及 PowerLab（Maclab）计算机实时分析系统等。由于是新的内容，全体编委怀着对教材高度负责的精神，冒着酷暑炎热，在大屏幕上，一个界面一个界面地集体讨论核查，为保证教材的质量付出了辛勤的汗水和众多不眠的夜晚。

    由于中医药院校实践操作的基础技术培养是从生理学实验开始的，因此本实验指导既介绍了实验设计、结果整理、撰写报告的要点，也较详细地介绍了常用手术器械及使用方法、常用实验溶液及其配制、对实验动物的基本操作及实验动物用药剂量的计算等，为医学生学习后继学科及临床医学奠定扎实的实践基础。在书后还附有医学生必须掌握的基本技能考查项目。为便于学生阅读英文资料，最后附有生理学实验常用术语中英文对照。

    本书从编写开始就立足于既有医学实验的最基本实践技能基础，也存有可以扩展的空间，而且所引用的计算机信息处理系统又具有较广泛的选择性。因此本实验指导可适用中医院校五年制、七年制的各个不同专业。

    在编写过程中，每个编委都尽心尽力地努力工作，但终因水平有限，且时间仓促，缺点错误仍会存在。恳请各兄弟院校师生在使用中发现问题能不吝赐教指正，以供再版时修正。

《生理学实验指导》编委会
2002 年 11 月

目 录

上篇 总 论

下篇 各 论

上篇 总论

生理学是一门实验科学。生理学实验是生理学教学过程中一个重要的环节。在科学技术飞速发展的今天，许多现代科技成果已引入教学领域，走进课堂。这对生理实验教学提出了更新的、更高层次的要求。因此，在教学过程中，不仅要对学生进行系统、规范的实验技能训练，而且更要注重学生创新能力的培养，给学生提供一个学以致用、学用结合、大胆创新的空间。只有这样，才能适应现代医学高度综合发展的需要。生理学实验课包括实习、示教、声像和多媒体教学等部分。

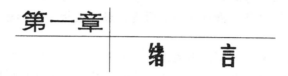

第一章 绪 言

一、生理学实验课的目的与要求

（一）目的

生理学实验的目的在于通过实验使学生了解获得生理学知识的基本研究方法，初步掌握生理学实验的基本操作技能，熟悉生理学实验设计的基本原理与方法，以验证和巩固生理学的基本理论和培养学生科学研究的基本素质（严谨的科学作风、严肃的科学态度、严密的科学方法），从而提高学生客观地对事物进行观察、比较、分析以及独立思考、解决实际问题的能力和运用所学的知识和技能进行科学研究的能力。

（二）要求

1. 实验前

（1）仔细阅读实验指导，了解实验的基本内容，包括目的、原理、步骤和项目观察、注意事项。

（2）结合本次实验内容，复习相关理论知识。事先充分理解，并应用已知的理论知识对实验各个步骤可能出现的结果作出预测。

（3）预计实验中可能出现的问题和实验误差，确定解决和纠正的方法。

2. 实验中

（1）严格遵守实验室规则。实验器材的安放力求整齐、清洁和有条不紊。

（2）认真听取实验指导教师的讲解，特别注意指导教师对实验步骤的示教操作以及注意事项的讲解。严格按照实验步骤进行操作，不得擅自进行与实验内容无关的活动。

（3）仔细观察实验现象，如实记录实验结果，对各种结果的产生原因，联系理论积极分析和思考。对没有达到预期结果的项目，要及时分析原因。有可能的话，应重复该部分实验。

（4）实验操作中遇到疑难时，应自行设法解决，对解决不了的问题，请求指导教师协助。正确使用仪器，若仪器出现故障，应立即向指导教师报告。

（5）实验过程中，要注意节省动物与实验消耗用品，爱护实验器材，充分发挥各种器材的作用，保证实验过程顺利进行。

（6）同学间团结互助，组内分工合作，轮流进行实验操作项目，做到操作机会人人均等。

3．实验后

（1）实验完毕后，按指导教师指定的地点集中存放动物尸体。

（2）将实验用具整理就绪，清点并擦洗所有器械，请指导教师验收。如有损坏或缺少，应进行登记或按规定赔偿。

（3）值日生应做好实验室的清结卫生工作，离室前应关好水、电、门、窗。

（4）整理实验记录，认真撰写实验报告，按时上交，由指导教师批阅。

二、实验设计

实验设计是生理学实验的一个重要组成部分，是实验过程中依据、数据处理的前提，是提高实验研究质量的重要保证。通过学习实验设计，了解实验研究基本过程，使学生具有一定的实验研究能力和创新能力。实验设计的基本原理是运用统计学的知识和方法，严格控制干扰因素，最大限度减少实验误差，保证实验数据的可靠性和精确性，使实验达到高效、快速和经济的目的。

（一）实验设计的基本程序

实验研究的基本程序包括立题、设计、预实验、正式实验、实验资料的收集、实验结果的处理分析、总结和完成论文。立题即选题，选题是实验设计的首要问题，一个好的选题应该具有目的性、科学性、创新性、可行性和实用性。

目的性是指选题应明确，具体提出需要解决的问题，它必须具有明确的理论或实践意义；科学性是指选题应有充分的科学依据，而不是毫无根据的凭空设想，应建立在已证实的科学理论和实验基础之上，与科学规律相符合；创新性是指选题应具有自己的独到之处，尽可能不要重复别人的工作，或有新见解、新技术、新方法，或对旧技术、方法的修改、补充；可行性是指选题应切合研究者学术水平、技术水平和实验条件，使实验顺利实施，盲目地求新、求全、求大只能使实验落空而达不到预期的目的；实用性是指选题具有明确的目的和意义。选题的过程是一个创造性思维的过程，它需要查阅大量的文献资料及实践资料，了解本课题近年来已取得的成果和存在的问题，找出要探索的课题关键所在，提出新的构思和假说，从而确定研究的课题。

实验设计是根据立题而提出的实验方法和实验步骤，它是完成课题的实施方案。它包括实验材料和对象、实验的例数和分组、技术路线和观察指标、数据的收集和处理方法等。

实验设计的任务是有效地控制干扰因素，保证实验数据的可靠性和精确性，节省人力、物力、财力和时间，尽量安排多因素、多剂量、多指标的实验，提高实验效率。

实验设计包括三大基本要素和三大基本原则。

（二）实验设计的三大基本要素

1. 处理因素的确定　处理因素是指对实验对象人为施加的某种因素。有化学的因素，如药物、毒物、营养物、缺 O_2 等；有物理的因素，如创伤、烧伤、手术、电刺激、温度等；有生物的因素，如病毒、细菌、真菌等因素给实验动物进行处理。可以是单因素（一种处理因素），也可以是多因素（几种处理因素）。无论是设计何种处理因素，都应注意以下几个方面：

（1）确定实验中的主要因素　实验研究是否能顺利进行，确定几个主要的、关键性的因素是很重要的。一次实验涉及的因素不宜过多或过少。设计的处理因素过多会使分组过多，受试对象例数增多，实验时难以控制；而处理因素过少又难以提高实验的广度、深度和效率。

（2）处理因素的标准化　在整个实验过程中，处理因素应做到标准化。如电刺激的强度、持续时间、频率等，药物的质量、来源、成分、厂家、批号等都应始终保持一致，否则就会影响实验结果的评定。

（3）非处理因素的控制　亦可称干扰因素，可干扰实验效应，影响实验结果。如受试动物的种属、体重、性别、年龄，实验室的温度、湿度，实验的季节、时间等均属非处理因素，必须加以控制，以保证实验效应的精确性和实验结果的准确性。

2. 受试对象的选择　受试对象包括人和动物。以人体作为受试对象的实验主要是一些非创伤性的脉搏、血压、呼吸、尿生化等检测，也包括运动生理方面的实验性训练、运动现场测定等实验。生理学的实验主要选择以动物为受试对象，包括正常动物、麻醉动物和病理模型等整体动物，以及离体的器官、组织、细胞等。选择何种受试对象，应考虑实验的目的、方法和指标，以及各种动物和标本的特点。在选择动物为受试对象时应注意：

（1）选择生物学特征既接近于人类又经济易得的动物，例如家兔、大白鼠、小白鼠等。

（2）选择健康、营养状况良好的动物。一般地说，健康的动物表现为行动活泼、反应灵敏、毛色光泽、两眼明亮、食欲良好等，这样能获得理想的实验结果。

（3）选择品种和纯度符合实验要求的动物，一般以纯种动物（近交系动物）为佳。

（4）选择年龄、体重、性别较为一致的动物，以减少动物个体差异。

3. 效应指标的选定　实验效应如何，是要通过实验指标来反映的，它包括计数指标（定性指标）和计量指标（定量指标）、主观指标和客观指标等。正确选定效应指标需符合以下原则：

（1）特异性　指标应能反映某一特定的现象而不至于与其他现象相混淆，如研究高血压病应用血压（尤其是舒张压）作为特异指标，血气分析中的血氧分压和二氧化碳分压可作为呼吸衰竭的特异指标等。

（2）客观性　主观指标易受主观因素干扰，其客观性、准确性较差，而造成较大误差。因此，应尽可能选用各种仪器测量和检验获得的客观指标，如心电图、脑电图、生化检测等。

（3）重现性　在相同条件下，指标可以重复出现。重复性高的指标一般能较真实地反映实际情况。为提高重现性，需注意仪器的稳定性，减少操作误差，控制动物的机能状态和实验环境条件。在注意到上述条件情况下，重现性仍然很小，说明这个指标不稳定，不宜采用。

（4）灵敏性　它是由实验方法和仪器的灵敏度共同决定的。灵敏性高的指标能使处理因素引起的微小效应也能显示出来；灵敏性低的指标，对已经发生的变化不能及时检测出来，或往往得到假阴性结果，这种指标应该放弃。

（5）精确性　包括精密度和准确度，实验效应指标要求既精密又准确。精密度指重复观察时，观察值与其均值的接近程度，其差值属随机误差。准确度是指观察值与其均值的接近程度，主要受系统误差的影响。

（6）可行性　指标测定方法要有文献依据，同时要具备完成本实验指标的实验室设备和足够的技术水平，使实验能够顺利得以实施。

（三）实验设计的三大基本原则

要实现实验设计的科学性，避免和减少实验误差，取得实验的正确结论，除了对受试对象、处理因素、效应指标做出合理安排以外，还必须遵循实验设计的三大原则。

1. 对照原则　在非处理因素保持相同的情况下，各组之间进行比较才能鉴别优劣。要比较就要有对照。设置对照是为了使效应指标通过对比发现其特异变化，减少偏性和误差，排除干扰，突出主要矛盾，增加可靠性，提高科学性。

对照有多种形式，可根据实验目的和内容加以选择。

（1）空白对照　亦称正常对照，是指对受试对象不作任何处理因素或给予安慰剂进行观察对照。如观察某降压药的作用时，处理组动物服用降压药，对照组不服用药物或服用安慰剂，即一种形状、颜色、气味均与药物相同，但不含有生物活性的对照品。

（2）标准对照　指不设立对照组，实验结果与标准值或正常值进行对照。如药物疗效观察，观察典型药物与现用的药物所具有的疗效有何差异。

（3）自身对照　指对照与处理均在同一受试对象中进行。例如用药前、后的对照，或先用A药再用B药的对照。这种对照简单易行，但它不是随机分配的，故难以说明问题。

（4）实验对照　亦称假处理对照。指对照组不施加处理因素，但施加某种与处理因素有关的实验因素进行对照。例如研究切断迷走神经对胃酸分泌的影响，除设空白对照外，还需要设假手术组（经过同样麻醉、切开、分离，但不用药或不进行关键处理）作为手术对照，以排除手术本身的影响，假手术组就是实验对照。

（5）相互对照　亦称组间对照。指不专门设立对照组，而是几个实验组、几种处理方法之间互为对照。例如用几种药同时治疗同一疾病，对照这几种药的效果，各给药组间互为对照。

2．随机原则　随机是指对实验对象的实验顺序和分组进行随机处理，使每个实验对象在接受分组处理时具有均等的机会，因此遵循随机原则是提高组间均衡性的一个重要手段。通过随机化处理，一是可使抽取的样本能够代表总体，减少抽样误差；二是使各组样本的条件尽量一致，消除或减少组间人为的误差，从而使处理因素产生的效应更加客观，便于得出正确的实验结果。例如进行一个药物疗效的实验，观察某种新的抗高血压药物对高血压的治疗效果，实验组和对照组使用同一程度的高血压模型，然后实验组给予抗高血压新药，对照组给予等量生理盐水。如果动物的分配不是随机进行，把营养状态好和体格健壮的动物均放在实验组，把营养状态和体格不好的动物放在生理盐水对照组，最后得到的阳性实验结果并不能真正反映药物的疗效，很可能是动物体格差异所致。

随机化的方法很多，如抽签法、随机排列表、随机数字表等。

3．重复原则　重复是指可靠的实验应在相同条件下重现出来，要求各处理组和各对照组的例数要有一定的数量。若样本量过少，所得的结果不够稳定，结论可靠性也差；样本过多也没必要，不仅增加工作难度，造成不必要人、财、物的浪费，而且样本多才有显著意义的实验反而比样本少就能有显著意义的实验重复性差。因此，重复是保证科研结果稳定、结论可靠的重要措施。进行重复实验的原因是由于实验动物个体差异等因素，一次实验结果往往不够确实可靠，需要多次重复实验才能获得可靠的结果。

（四）实验设计的基本方法

实验设计的基本方法有完全随机设计、配对设计、配伍设计、正交设计、拉丁设计和析因实验设计。当处理因素只有1个时，可用完全随机设计；当受试对象能够按一定条件配对或配伍时，可用配对设计和配伍设计，这样可提高各组间的均衡性，使统计的敏感性提高；当实验因素超过1个，且因素间存在交互作用时，可用析因实验设计；当实验因素为3个，各因素间无相互作用且水平相等时，可用拉丁方设计；当实验因素较多时（超过3个），且因素之间存在交互作用时，可用正交设计，它可以用较少的处理组合数研究较多的实验因素，因而可以节约实验资源。

（五）实验设计的实施

1．选择实验对象　机能实验的主要对象包括正常动物、麻醉动物和病理模型等整体动物，以及离体器官、组织、细胞等。选择何种对象应考虑实验的目的、方法和指标，以及各种动物或标本的特点。但实验的主要对象还是动物，具体选择方法见本章第五节中"实验动物的选择"。

2．确定样本例数　一般情况下，动物实验每组所需的样本数见表1，也可根据以往资料估算实验例数。

表1	动物实验每组所需的样本数	
动　　物	计　量　资　料	计　数　资　料
小（小鼠、大鼠、蛙）	≥10	≥30
中（兔、豚鼠）	≥6	≥20
大（犬、猫）	≥5	≥10

3. 随机抽样分组　方法有下列几种：

（1）简化分层随机法　常用于单因素小样本的一般实验。即将同一性别的动物按体重大小顺序排列，分组时由体重小的到大的按次序随机分到各组。在一个实验中体重不宜相差过大。一种性别的动物分配完后，再分配另一性别的动物。各组雌雄性别数目应一致。

（2）完全随机法　主要用于单因素大样本的实验。先将样本编号后，按统计专著所附的随机数字表，任取一段数字，依次排配各样本。然后按这些新号码的奇偶（分两组时）或除以组数后的余数（分两组以上时）作为分配归入的组次。最后仍同前再随机调整，以使各样本数达到均衡。

（3）均衡随机法　对重要因素进行均衡，使各组基本一致；对次要因素则按随机处理。例如，对小鼠的体重及性别均衡，先按雌雄分层放置2笼，再按体重分成"雌重、雌轻、雄重、雄轻"4层，每层小鼠再按随机法分A、B、C三组，此时各组中的雌雄轻重均基本一致，而其他因素亦得到随机处理。

另外，还要考虑实验设计的三大基本原则。

4. 确定观察指标　观察指标首先要能反映被研究问题的本质，具有专一性。其次是指标必须可用客观的方法取得准确数据，如血压、血糖、体重等；而麻木、头昏、头痛等则属主观感觉，既难定性，更不宜定量。

另外，还需明确指标测定的具体步骤，包括标本采集（时间、样本量）、样本处理、测定方法和使用仪器等。

5. 进行预实验　初试实验，也称预实验，是在实验准备完成以后对实验的一次"预演"。其目的在于检查各项准备工作是否完美，实验方法和步骤是否切实可行，测试指标是否稳定可靠，而且初步了解实验结果与预期结果的距离，从而为正式实验提供补充、修正的意见和经验，是实验必不可少的重要环节。

6. 实验结果的观察和记录　观察是对客观事物或现象有意识地、仔细地知觉。观察不仅通过人的感官，而且广泛借助仪器设备去进行。观察时应注意系统性、客观性和精确性。观察的结果也应注意做好系统的、客观的和准确的记录。记录可通过文字、数字、表格、图像、照片、录音、录像、影片等方式进行。在进行实验设计时，实验记录的格式也同时要设计好，以便保证实验有条不紊地进行，不至遗漏重要的观察项目，同时便于整理统计分析结果。实验记录一般应包括：

（1）实验样本的条件，如动物的种类、标记、编号、体重、性别等。

（2）实验药物的条件，如药物的出处、批号、剂型、浓度、剂量、给药途径等。

（3）实验环境的条件，如时间、温度等。

（4）实验日程、步骤及方法。

（5）观察指标变化的数据或原始描记图等。

（六）实验设计的实施安排

1. 实验设计的动员　在课程初期，告诉学生此门课程在最后一次安排学生自己设计实验，并初步说明实验设计的意义，让学生平时注意并预先思考起来。

2. 提出课题的初步意向　在课程中期安排2学时由老师将实验设计的目的要求乃至实验设计过程、注意事项等作一详细介绍，然后以实验小组为单位讨论课题的初步意向。由小组长分工查阅有关资料，再组织一次小组讨论，写出实验设计意向书，在1周内交老师审阅或修改。

3. 确立实验设计书　在老师提出意见后，实验小组再组织一次讨论，分头准备，最后写出实验设计书，确定的实验设计书至少要在实验前1周交老师。

4. 准备与完成实验　有关实验中所需要的动物、仪器设备及药品试剂要在实验前做好准备。实验后将资料整理并写出实验报告，并提出这次实验设计的优劣之处。

三、实验结果的整理与实验报告的撰写

（一）实验结果的整理

整理实验结果就是将实验过程中所观察到的现象和所获得的数据进行系统化、条理化的整理、归类、分析和统计学处理并找出规律的过程。

在所得实验结果中，凡属可以定量检测的资料，如高低、长短、快慢、多少等均应以规定的单位和客观的数值予以表达，必要时可进行统计学处理，以保证结论的可靠性。凡有曲线记录的实验结果，为了便于比较和分析，可用表格或绘图形式表示。制作表格时，一般将观察项目列在表内左侧，由上而下逐项填写；将实验中出现的变化或结果，按照时间顺序由左至右逐一填写。绘图可以采用坐标图或直方图。绘制坐标图时，应在纵坐标和横坐标上列出数字，标明单位，一般以纵坐标表示所发生的各种反应，横坐标表示时间或各种刺激条件，并在图的下方注明实验条件。

（二）实验报告的撰写

实验报告是综合评定实验课成绩的重要依据之一。应以科学的态度严肃认真撰写，为将来撰写科研论文打下良好的基础。实验报告的撰写要求文笔简练、语句通顺、书写清楚整洁、条理清晰、观点明确。实验报告一般包括如下内容：

1. 一般情况　包括实验人员的姓名、年级、专业、班次、组别、实验日期、实验室的

温度和湿度。

2．实验题目　也即每次的实验名称。

3．实验目的　要求尽可能简洁、明了。

4．实验对象　若是动物，要求写明实验动物的种属、性别、体重、名称等。

5．实验方法和步骤　如实验指导有详细介绍，只需简明、扼要、清晰、条框式写明主要实验方法、实验技术和实验技术路线。

6．实验结果与分析　这是实验报告中的核心部分。实验结果应根据实验过程中所观察到的真实记录（原始资料），不要按主观想象或过后的回忆去描述，否则容易发生错误或遗漏，使结果失去可靠性。实验结果的分析推理要有依据，实事求是，符合逻辑，提出自己的见解和认识，如通过实验结果提出进一步研究的依据和必要性，而不是用现成的理论对实验结果作一般性的解释。切禁盲目抄袭书本或别人的实验报告。如果在实验中出现非预期结果，应该分析其可能的原因。

对实验结果的分析是一项富有创造性的工作，能帮助学生提高独立思考和分析问题的能力，但要强调的是切忌毫无根据地胡乱推断，要严谨、合理、综合性地运用专业知识，紧扣实验结果和现象进行分析和讨论。

7．结论　实验结论是在分析实验结果的基础上得出的概括性判断，或理论的简明总结，应简明扼要、切合实际，并与本实验目的相呼应。

第二章

生理学实验常用
器材及使用方法

一、传统的生理学实验常用器材

（一）生理记录仪

生理记录仪是生理学实验中常用的仪器，配以附属的各种换能器和电极，可测量记录脑电、心电、血压、呼吸和肌肉收缩等生物信号。根据输入通道多少，可分为二道、四道和多道。现以 LMS-2B 型二道生理记录仪为例介绍其组成部分。

1. 电源系统　包括二级稳压系统，对外界的电源波动有良好的稳定性。面板上有电源"开关"和"指示灯"。

2. 描笔记录系统　包括驱动描笔的电磁振动装置、走纸速度控制部件、描笔起落部件和墨水贮存装置。

描笔有 4 支：自上向下分别为"标记笔"，2 支"记录笔"及"记时笔"。走纸速度分别为 1、2.5、5、10、25、50、100、200（mm/s 或 mm/min）各档。

3. 放大系统　包括放大生物电信号的前置放大器以及驱动描笔电磁振动装置的功率放大器。在放大器面板上有灵敏度、时间常数、高频滤波、调零、直流平衡、校对等调节。

（1）FD-2 多功能放大器　放大器的"直流平衡"与"零位"可控制记录笔的零位，以保证记录灵敏度开关换挡时基线位置不变。

放大器的灵敏度，有直流与交流之分。"时间常数"开关置于"DC"档时，灵敏度为各档的系数（0.02、0.05……10mV/cm）乘 50。"时间常数"开关置于其他档时，放大器灵敏度即为开关上的各分档数。

（2）FY-2 血压放大器　"直流平衡"意义及调整方法同上，灵敏度分为 12、6、2.4、1.2、0.6kPa/cm（约 90、45、18、9、4.5mmHg/cm）。放大器灵敏度校正好后，一般不再调动。

4. 时标及实验标记装置　时间标记旋钮分为 1s、10s、1min 三档，记时笔相对应地每隔 1s、10s、1min 在记录纸上作一标记。若时标旋钮置于"外接"时，时标由外接仪器控制，可用来记录刺激等标记用。

5. 使用方法

（1）开机前，所有仪器开关置于"断"或"停"位置；"灵敏度"置最低档；仪器接地；装好墨水。

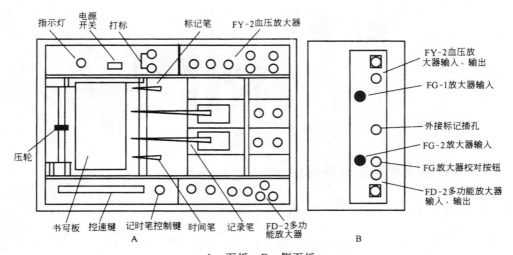

A：面板　B：侧面板

图1　LMS-28型二导生理记录仪

（2）打开电源开关，电源指示灯亮。落下抬笔架，使记录笔触到纸面上。

（3）选择合适的走纸速度。

（4）用面板上的"记时笔控制"键调节，以定时标。

（5）用面板上的"标记控制"和"标记按钮"，以定标记。

（6）调零，通过调节有关旋钮，使放大器在没有信号输入或输入短路时，输出为零。此时，描述笔处于记录纸中间零线位置上。

①后级放大器调零：将前、后级放大器断开。方法是将FY-2的输出开关拨向"断"，使FY-2放大器与后级放大器断开；分别用后级放大器上的"零位"旋钮，将笔调到记录纸上各自的中心线上；按FG放大器校对按钮，在纸上可得到10mm（1V电压）的方波。

②前级放大器调零　先接通换能器，再将FY-2的输出开关拨向"通"，使FY-2放大器与后级放大器连接；拔出插入前面板上FG放大器输入孔的双芯插头，使FD-2放大器与后级放大器连通；分别用前级放大器上的"零位"旋钮，将笔调到记录纸上的适当位置；按FG放大器校对按钮，在纸上可得到10mm（1V电压）的方波。

（7）调前级放大器的"直流平衡"　包括FD-2多功能放大器和FY-2血压放大器的直流平衡。方法是：①确定前级放大器上的"测量"开关仍处于"断"；后级放大器输出为"通"。不要按下"50Hz抑制"键。②将"灵敏度"开关置于最低档，用"零位"钮定零位；将"灵敏度"开关置高档处，调"直流平衡"使笔尖保持到零位。反复调节直到改变的"灵敏度"描记基线不再改变为止。在以后的使用中，不得随便调此"直流平衡"。

6．注意事项

（1）调零时仪器良好，接好地后再进行。调整前置放大器时，保持输入端短路。

（2）记录仪不适于记录快速变化的生物信号（如神经干动作电位、膈神经放电等）。

（3）每做一次实验，必须进行定标，以示实验的开始与结束，并在实验开始或结束处记录定标数值。对标本给予刺激或药物后，也必须定标，以示实验过程中项目处理的特征，并在定标处予以必要的文字处理。

　　（4）实验完毕，将各开关置于"断"，断开电源开关。抬起笔架，清洗墨水壶和笔尖管道等。

（二）示波显示系统

　　1.示波器的结构与原理　　示波器是生理学实验常用的显示设备，它具有频率响应高、显示直观的特点。根据光点暂留时间不同可将示波器分为长余辉、中余辉、短余辉示波器；根据示波管内电子枪的数目可将示波器分为单线示波器、双线示波器。SBR-1 型示波器是一种常用的中余辉双线示波器。

　　示波器主要由 Y 轴放大器、扫描电路系统、示波管三部分组成，图 2 是示波器原理框图。Y 轴放大器对输入信号进行放大后输至示波管垂直偏转板。扫描电路由锯齿波发生电路、X 轴放大器组成。锯齿波周期就是示波器扫描周期。示波管由灯丝、阴极、栅极、第一阳极、第二阳极、垂直偏转板、水平偏转板、第三阳极组成。灯丝给阴极加热，阴极被加热后产生自由电子，在阴极（-1250V）和阳极（1750V）之间电场力作用下，电子向荧光屏方向高速运动。栅极是阴极外的一个圆筒，中央有一圆孔，栅极电场比阴极负，用以控制阴

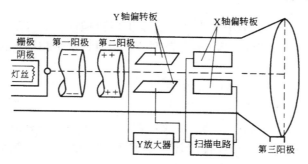

图 2　示波器原理框

极电子发射量，调节栅极负电场强度，起到调节荧光屏光点亮度的作用。第一阳极用作聚焦，第二阳极用作辅助聚焦。第一、第二阳极之间存在着强大的电场，电场线的方向从第二阳极到第一阳极，该电场起到静电透镜作用，使从阴极射出的电子在荧光屏处聚集成电子束。Y 轴偏转板的作用是在放大后的被测信号电压作用下，电子束作垂直运动。X 偏转板的作用是在放大后的锯齿波电压作用下，电子束从左向右水平扫描。第三阳极是涂在靠近荧光屏表面的一层导电膜，该处电压约为 1750V，具有加速电子束前进的作用，以便电子束打在荧光屏上，发出荧光。

　　2.控制旋钮的作用

　　（1）示波管控制部分

　　① 聚焦：调节荧光屏光点的大小，聚焦越好，光点越小，图形越清晰。

　　② 辉度：调节荧光屏上图形亮度的强弱，顺钟向旋动时亮度逐渐增强，反之则弱。

　　③ 标尺亮度：调节荧光屏前坐标片刻度线的亮度，便于波形测量。顺钟向旋动时亮度

逐渐增强，反之则弱。

（2）时基部分

① 扫描速度（时间/厘米）：调节电子束水平扫描速度，便于观察快慢不同的信号。

② 触发选择：包括三种。

外触发：触发信号来源于示波器以外的信号源，如电子刺激器的同步输出信号，主要用于观测与刺激有同步关系的电信号。

内触发：触发信号来源于 Y 轴信号，可用于有固定周期的生物电信号（如在体心肌细胞动作电位）的观测。内触发可分为上线内触发和下线内触发。

内、外触发可采用交流（AC）和直流（DC）两种耦合形式，触发信号频谱高时选用交流，频谱低时选用直流。

电源触发：触发信号来源于 50Hz 电源。

③ 极性：有"＋"、"－"两种选择，以适应触发信号的极性，如电刺激同步输出为正脉冲，若示波器扫描与电刺激输出同步，触发选择应为"外触发"、"AC"、"＋"。

④ 触发电平：在"自动"或"连续"位置时均呈连续扫描状态，用于连续信号的观察；在"自动"与"连续"之间，调节其至某一位置，呈触发扫描状态，用于同步信号的观察。

（3）X 轴部分

① X 轴作用：当置于"正常"位置时，为不扩展扫描；置于×2、×5、×10、×20 时扫描速度为相应的倍数；当旋向"V/cm"范围的各档时，水平扫描不再由锯齿波电压控制，而由放大后的 X 轴输入信号控制。

② 移位：调节图形在水平方向上的位置。

（4）Y 轴放大器部分（上线、下线相同）

① 灵敏度：用于改变 Y 轴放大器的放大倍数，自 $200\mu V/cm \sim 20V/cm$ 共 16 档。

② 输入选择：有交流（AC）、直流（DC）两种耦合方式，当被测信号下限频率高于 2Hz 时，可选择交流耦合，反之选用直流耦合。

A-B：被测信号经 A、B 两端差分输入。

A：被测信号经 A 端对地比较输入。

B：被测信号经 B 端对地比较输入。

③ 直流平衡：调节 Y 轴差分放大器两端静态输出直流电压，使改变 Y 轴灵敏度时，无直流电位变动。

④ 移位：调节图形上下方的位置。

（5）校正电压　选择校正方波的幅度，用于 Y 轴放大器灵敏度校正。平时应处于"关"位。

（6）X 轴偏转板选择　该旋钮在仪器侧面内部，该旋钮置于 Y1＋Y2 时，能同时观察比较上线、下线两路信号；该旋钮置于 X（Y1）－Y2 时，上线 Y 轴放大器接 X 轴偏转板，下线 Y 轴放大器不变，此时用于向量环显示。

3．示波器的使用

（1）电源开启以前示波器主要控制旋钮应在以下位置：辉度：中心位置；触发电平：自动；X 轴作用：正常；灵敏度：20V/cm；移位：中心位置。

（2）开启仪器电源，电源指示灯亮，冷却风扇工作；5分钟后，调节Y轴移位及辉度旋钮，可找到扫描线。

（3）根据前置放大器的输出形式和被测信号的最低频谱，选择Y轴输入方式。如前置放大器为单端输出，被测信号为心电信号，从上线A端输入，输入选择应为"DC"、"A"。

（4）根据被测信号的具体情况，选择灵敏度和扫描速度。

（5）同步触发扫描适用于有固定周期的信号观察。根据触发信号的来源和频谱选择"触发选择"；根据触发信号的极性选择"＋"或"－"；根据触发信号的大小调节触发电平。同步的标志是：相邻扫描周期的信号在荧光屏同一时间刻度上出现。

现以正脉冲外触发为例说明：将触发电平脱开"自动"和"连续"位置，示波器停止扫描；刺激器的"同步输出"接示波器的"触发输入"；触发选择置"外触发"、"AC"；极性置"＋"；开启刺激器电源使刺激器工作；调节触发电平示波器扫描，若经Y轴输入放大后的刺激诱发生物电信号，可见相邻周期的信号在荧光屏同一时间刻度上出现。停止刺激器，示波器停止扫描。

4. 注意事项

（1）示波器及所用其他仪器应良好接地，以确保安全及降低感应电干扰。

（2）示波器内部采用高压供电，不宜随便打开机壳。

（3）应避免扫描光点长时间、高亮度地停于同一位置，造成荧光屏损坏。

（4）电源开关断开后不能立即再次开启，应间隔5分钟后再次开启。

（5）示波器扫描工作在外触发时，触发信号的周期要大于示波器扫描周期。

（三）换能器

换能器又称传感器，是指将机体生理活动的非电信号转换成与之有确定函数关系的电信号的变换装置。换能器的种类繁多，生理学实验常用的主要有压力换能器和张力换能器两种。

1. 压力换能器　压力换能器主要用于测量血压、心内压、颅内压、胸腔内压、胃肠内压、眼内压等。利用惠斯登电桥原理工作（图3）。当外界压力作用于换能器时，敏感元件的电阻值发生变化，引起电桥失衡，导致换能器产生电信号输出。

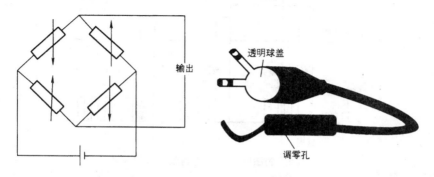

图3　换能器原理图和压力换能器

2. 张力换能器　张力换能器主要用于记录肌肉收缩曲线，其工作原理与压力换能器相似。张力换能器把张力信号转换成电信号输入（图4）。

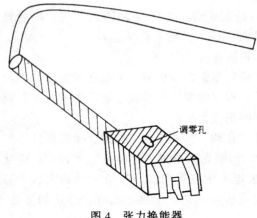

图 4　张力换能器

（四）电子刺激器

电子刺激器是指对机体和组织提供电刺激的仪器装置。无论哪种型号都具有共性的功能及面板控制钮（开关）。

1. 刺激方式

（1）单次刺激　每次按动"启动"钮，刺激器即有一次刺激脉冲输出。

（2）连续刺激　按动"启动"钮后，刺激器输出刺激脉冲，刺激时间由定时器设定，达到设定时间则停止输出。

（3）串刺激　即每个刺激周期（主周期）中刺激器输出一串刺激脉冲，串刺激中的脉冲个数是可以调节的，脉冲之间的时间间隔亦可调节，但脉冲的幅度彼此相等，不可分别调节。

（4）双次刺激　是串刺激的一种特例，即串个数等于 2 的串刺激脉冲。

2. 刺激参数　绝大部分刺激器输出的是矩脉冲。在刺激器面板上可以调节的刺激参数有刺激强度、刺激波宽、刺激频率（或周期）。

3. 其他

（1）同步输出　输出一个与刺激信号在频率（或周期）上相一致，且在相位上略提前于刺激信号的尖脉冲。它用于触发示波器扫描或其他仪器工作。刺激同步信号与刺激参数的关系见图5。

（2）延迟　刺激脉冲与同步脉冲在出现的时间上是相互联系的。刺激脉冲总是落后于同步脉冲，两者的时间差称为延迟。延迟通常有一定的调节范围，可根据工作需要随意调节。

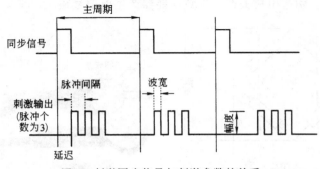

图 5　刺激同步信号与刺激参数的关系

（3）触发输入　有些刺激器备有触发输入插孔，可接受外来触发信号，而产生刺激输出。

4. 刺激器使用方法

（1）连接好电源线、刺激输出线、同步触发线（当需要触发信号时）。接通电源，指示灯亮。根据实验需要选择刺激参数。

（2）在选择刺激参数时，刺激强度和波宽选择应由小至大，逐渐增加，防止刺激过强而损伤组织。

（3）刺激器输出的两端不可短路，否则会损坏仪器。

（4）要注意频率（或周期）与延迟、波宽、脉冲个数和脉冲间隔等的关系。应达到：周期＞延迟＋波宽，或者周期＞延迟＋脉冲间隔×脉冲个数。

例如：当选择一连续刺激，周期为 100ms，波宽 70ms，延迟为 60ms 时，则刺激器不能按上述要求输出刺激。因为此时，周期＜延迟＋波宽。另外，有些数字拨盘式刺激器因电路原理上的原因，规定任何一组拨盘均不能设置全为零，否则将无输出。

现介绍 JJC-2 型电子刺激器（图 6）。如配合示波器、二道生理记录仪可做多种生理实验。它可以产生连续的矩形和正负微分脉冲，也可产生可控单脉冲或间距可调的双脉冲。还附有记时和记滴装置，并带有电磁标输出。

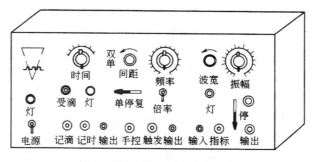

图 6　JJC-2 型生理实验多用仪

（1）面板　自左向右分为 4 部分，即电源部分、记时记滴器、脉冲发生器、脉冲放大器。

（2）使用方法

① 接通电源，指示灯亮。

② 记滴：将记滴电磁标插入"记滴"插孔；将受滴插头插入"受滴"插孔，当受滴器接受液体时，电磁标可记录出滴数；将记时电磁标插入"记时"插孔，调节时间钮，可记录单位时间内的滴数。

③ 单刺激：用导线连接脉冲发生器的输出孔与脉冲放大器的输入孔，将脉冲发生器和脉冲放大器相连；将刺激器总输出线插入脉冲放大器总输出孔，并连接刺激电极；用脉冲放大器的波型选择开关选择刺激波型；用脉冲发生器的"单复"开关置"单"处，作单脉冲刺激时将间距开关置于"单"；用脉冲放大器的"波宽"和"振幅"粗细调节钮，调节波宽和强度；作双脉冲刺激时，将脉冲发生器的"间距"开关置于"双"，在 0～15ms 内调节双脉冲间距，则可获得两个波型、波宽和强度均相等的脉冲波；将手动开关插入脉冲发生器的

"手控"插口，每按一次触发开关，即可得到所需的单脉冲或双脉冲刺激。

④ 连续刺激：同上法将脉冲发生器和脉冲放大器相连，并连接刺激电极；将脉冲发生器的"单复"开关置于"复"处，间距开关置于"单"处；调节波宽和刺激强度；用脉冲发生器的"频率"和"倍率"调节刺激频率。用脉冲放大器的波型开关选择刺激波型。

⑤ 配合使用：与示波器配合将记时记滴器的"触发"口与示波器触发输入连接，刺激器触发脉冲"复"时为正向，"单"时为负向；与二道生理记录仪配合将电磁标连线插入脉冲放大器的"指标"口，电磁标即可与输出脉冲同步工作。

5. 注意事项

（1）熟悉仪器性能及使用规则后，再使用仪器。

（2）作刺激用时，切勿使总输出线两极短路。

（3）切勿在高频率、宽脉冲下使用。

（五）刺激隔离器

1. 结构与原理　刺激隔离器是刺激器的一个重要附件。目前普遍应用的是高频隔离器，它包含一个高频振荡器，振荡频率约为 15MHz。此振荡器由刺激器的输出电流方波供给其所需能量，刺激器输出方波幅度越大，则振荡越强，振荡电压幅度越大。振荡通过一个高频变压器耦合到次级，经二极管整流和电容滤波后输出。由于振荡频率很高，高频变压器的体积可以做得很小，对地的分布电容小，隔离效果较好。在方波输出期间，振荡一直持续着，故输出方波没有平顶下降的缺点。另外振荡频率高，滤波电容可以很小，使上升、下降时间很小。

2. 隔离器的用途　生物体的各种体液的导电性是相当好的，这就使生物体成为一个容积导体。当对实验动物同时进行刺激和记录生物电时，刺激器输出和放大器输入具有公共接地线，使得一部分刺激电流流入放大器的输入端，使记录器记录到一个刺激电流产生的波，这不是要记录的生物电，因此叫作刺激伪迹。它严重地干扰了生物电的记录。刺激隔离器是消除刺激伪迹中很重要的方法之一。它使刺激电流两个输出端与地隔离，切断了刺激电流从公共地线返回的可能，使刺激电流更局限在刺激电极的周围，伪迹即可减小。用了刺激隔离器，也比较容易改变容积导体中的电位分布。此外，还有隔直流作用。

（六）刺激电极

刺激电极的种类很多，在生理实验中常用的有普通电极、保护电极、乏极化电极等(图7)。

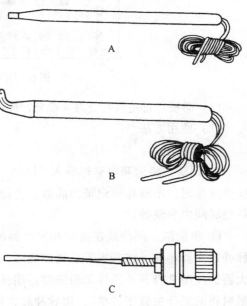

A：露丝电极；B：保护电极；C：乏极化电极

图 7　刺激电极

1. 普通电极　刺激离体的组织时常用，电极的金属丝装嵌在有机玻璃套内，前端裸露少许金属丝，用以接触组织。

2. 保护电极　刺激在体深部组织时，避免电流刺激周围组织，常需用保护电极。电极的金属丝包埋在绝缘套内，前端仅有一侧槽露出电极丝作用于组织。

3. 乏极化电极　当用直流电刺激组织时，上述电极不宜使用。因组织内外存在着电解质，当电流以恒定方向流过时，阳极下将有 Cl^- 积聚，阴极下将积聚 Na^+，此称为极化现象。离子积聚程度与通电时间呈正比，产生与原电动势极性相反的极化电动势，一方面衰减了刺激电流，另一方面在断电时则发生分极电流，从而影响实验结果。为了避免极化现象，用直流电刺激时，应采用乏极化电极。常用的乏极化电极有银-氯化银电极、锌-硫酸锌电极和汞-氯化汞电极。

现以银-氯化银电极为例，介绍工作原理和制作方法。银-氯化银电极通直流电后，在阳极下有 Cl^- 集聚，但阳极电极的金属银不断失去电子成为 Ag^+，后者与集聚的 Cl^- 结合形成 AgCl，附着于电极表面，避免了 Cl^- 的集聚；在阴极下，有 Na^+ 集聚，但由于阴极不断获得电子，使阴极表面的 AgCl 中的 Ag^+ 还原为 Ag 而放出 Cl^-，后者与 Na^+ 保持着电离平衡，从而消除了两极间的极化电动势。

制作银-氯化银电极，可根据不同实验要求，选择不同形状和型号的银片或银丝，先用细砂纸擦去表面污物，用蒸馏水洗净后浸入盛有 0.9% NaCl 溶液的烧杯中，接至 4～6V 直流电源的阳极上；阴极用石墨棒，通电 0.5～1 小时。电路中接 1kΩ 的可变电阻和 10～25mA 电流计，按每平方厘米（mm^2）银电极表面积给电流 0.01mA 计算，这样可得到均匀而又牢固的氯化银层。做好的电极放在暗处保存，以免氯化银分解。使用时外绕一层脱脂棉，并在生理盐水中浸湿，通过棉层间接接触组织。不用时可浸在 0.9% NaCl 溶液中，并短路之，以减少极间电位差。

（七）锌铜弓

锌铜弓常用以检查坐骨神经-腓肠肌标本功能是否良好。原理为锌的电极电位为 −0.76V，铜的电极电位为 +0.34V，当弓顶锌与铜连接时，电流按铜→锌方向流动。当锌铜弓与湿润的活组织接触时，锌失去电子成为正极，使细胞膜超极化；而铜得到电子成为负极，使细胞膜去极化而兴奋，电流按锌→活体组织→铜的方向流动，形成刺激。注意用锌铜弓测试时，活体组织表面必须湿润。

（八）肌动器

用以固定和刺激蛙类神经-肌肉标本。常用的有槽式和平板式等，装有刺激电极、固定标本的孔和螺丝、杠杆等。

二、计算机技术在生理学实验中的应用

计算机技术在生理学领域中的应用已十分广泛，随着计算机技术和信号理论的发展，计算机在生理学乃至整个生命科学领域中的应用，将有着越来越广泛的前景。

（一）生物信号采集和处理

由生物体所产生的生物信号形式多样，除生物电信号可直接经引导电极输入放大器外，其他的非电信号必须经过换能器的换能，将这些非电信息转换成电信号后，才能输入放大器。信号经生物放大器放大后，计算机按一定的时间间隔对连续的信号由 A/D 转换器转换成计算机能接受的数字信号进行采集，处理后由显示器显示，即我们所观察的生物信号（图 8）。

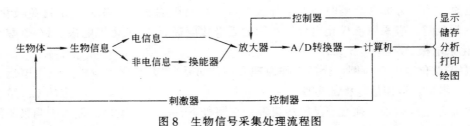

图 8　生物信号采集处理流程图

生物信号的非电信号如压力、张力、流量、温度等必须先转为电信号，才能进一步处理。换能器的作用就是完成这种信号的检取和转换工作。从换能器来的生物电信号通常很弱（mV 或 μV），必须经生物放大器放大后（V）才转输给记录、分析设备进行处理。

1. 生物信号的采集　采集生物信号时，计算机通常按照一定的时间间隔取样，并将其转换为数字信号后放入内存，称为采样。

（1）模数转换器　生物信号通常为模拟信号，需转换成数字信号，才能为计算机接受。模数（A/D）转换设备一般能够提供多路 A/D 转换和 D/A 转换功能。A/D 转换需要一定时间，这个时间的长短通常就决定系统的最高采样速率。A/D 转换的结果以一定精度的数字量表示，精度越高，幅度的连续性越好，对一般生物信号的采样精度不应低于 12 位。转换速度和转换精度是衡量 A/D 转换器性能的重要指标。

（2）采样　与采样有关的参数，包括通道选择、采样间隔、触发方式和采样长度等方面。

2. 生物信号的处理　计算机对生物信号的处理一般包括以下几个方面：

（1）直接测量　在选定的区间内，计算机可直接测量出波形的宽度、幅度、斜率、积分、频率等参数。

（2）实时控制　利用输出设备，计算机可发出一些模拟的或数字的控制信号，用来控制与之相联的其他设备。控制信号的大小、方式及发出的时刻可随所采集的生物信号的特征而做出相应的改变。

（3）统计分析　用计算机进行统计分析具有快速、准确、便捷的特点。现有的统计处理程序非常丰富，除能完成方差分析、t 检验和线形回归等常用统计方法外，尚能完成逐步回归、曲线拟合等较为复杂的统计方法。数据可为多种统计方法共享，结果可以图形方式输出，使用非常方便。

（4）动态模拟　通过建立一定的数字模型，计算机可以仿真模拟一些生理过程。例如激素或药物在体内的分布过程、心脏的起搏过程、动作电位的产生过程等均可用计算机进行模拟。除过程模拟外，利用计算机动画技术，还可以在荧光屏上模拟心脏泵血、胃肠蠕动、尿液生成、兴奋的传导过程。基于计算机多媒体技术的多媒体教学，可将复杂的生理过程通过二维或三维动画的方式演示出来，再配上同步的声音，可以达到非常独特的教学效果。

（二）MedLab 生物信号采集处理系统

1. 组成与基本工作原理　MedLab 生物信号采集处理系统是根据电生理实验的特点，将传统仪器的优点与计算机的强大处理功能相结合而设计的系统。MedLab 是多 CUP 并行工作，集信号放大、数据采集、显示、存储、处理及输出于一体的实验系统。它由硬件与软件两大部分组成：硬件主要完成对各种生物电信号（如心电、肌电、脑电）与非电生物信号（如血压、张力、呼吸）的采集、放大，并进而对信号进行模/数（A/D）转换，使之进入计算机；软件主要完成对系统各部分进行控制和对已经数字化了的生物信号进行显示、记录、存储、处理、数据共享及打印输出。

MedLab 有 MedLab-E、MedLab-U/4C、MedLab-U/8C、MedLab-U/4CS 等多种型号。
MedLab-E（图 9）包括 Med4101 型程控刺激器、Med4101 型程控放大器、NSA4 型数

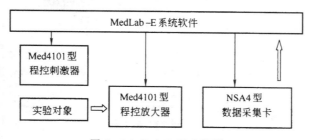

图 9　MedLab-E 组成简图

据采集卡和 MedLab-E 系统软件。Med4101 型程控放大器是独立四通道、高输入阻抗、高共模抑制比、双端输入、DC 为 10kHz 带宽的高性能放大器。既可以满足电生理实验中对高频神经放电记录的要求，也可以满足对低频心电及含有直流成分经传感器转换的生物信号记录的要求。四通道可依实验要求任意选择、组合，并且都提供传感器桥路供电。每通道放大倍数都可独立程控，5~80000 倍实时可调。为方便实验，Med4101 型内置放大器中还集成了一个由单片 CPU 程控的刺激器，有多种刺激模式可选，刺激器参数可实时调整，刺激波形与结果可同时观察，清晰、直观，满足有效不应期测定、阈强度、肌肉强直收缩等实验的要求。NSA4 型数据采集卡，由单片机控制。数据以 DMA（直接内存存取）方式由 PC 机 16 位 ISA 总线完整快速传递至 PC 机内存，独立时钟工作，保证采样数据的间隔准确和不丢失数据，采样频率从 20Hz~100kHz（即采样间隔从 50ms~10μs），多档程控可调，数据分辨率为 12 位。

MedLab-U（图 10）采用 USB 接口，包括 MedLab-U/4C（或 MedLab-U/4CS 或 Med-Lab-U/8C）和 MedLab-U 系统软件。

MedLab-U 系统软件和 MedLab-E 系统软件分别控制 MedLab-U 和 MedLab-E 硬件，但

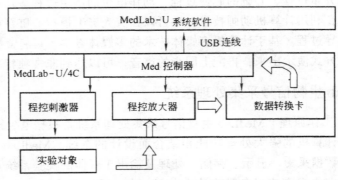

图 10 MedLab-U 组成简图

软件界面相同，操作一致（图 11）。界面自上而下为：

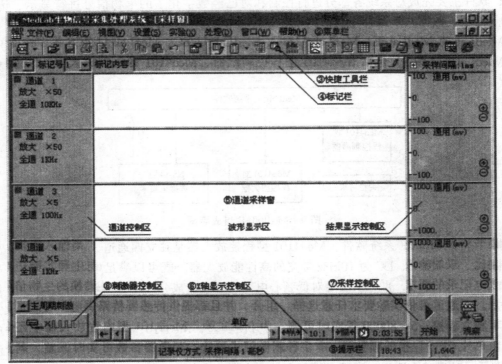

图 11 MedLab 系统软件

（1）标题栏：提示实验名称、存盘文件路径、文件名及包含"缩小"、"扩大"、"关闭"按钮。

（2）菜单栏：按操作功能不同，分类选择操作。包含如下主菜单名称：

① 文件：包括所有的文件操作，如打开、存盘、打印、退出等。

② 编辑：包括所有对信号图形的编辑功能，如剪切、拷贝、粘贴等。

③ 视图：对界面上主要可视部分显示与否进行切换。

④ 设置：对系统运行有关的设置功能进行选择。

⑤ 实验：对已完成定制实验配置的具体教学与科研实验项目进行选择。

⑥ 处理：包括所有对信号图形的采样后处理功能，如 FFT 运算、直方图、数字滤波等。

⑦ 窗口：提供一些有关窗口操作的功能。

⑧ 帮助：包括在线帮助、版权信息与公司网址链接。

（3）快捷工具栏：提供最常用的快捷工具按钮，只要鼠标箭头指向该按钮，单击鼠标左键，即可进入操作。

（4）标记栏：用于添加、编辑实验标记，并可用于实验数据的定位。

（5）通道采样窗：每个通道采样窗分三个部分：第一部分为采样窗的最左侧的"通道控制区"，显示通道号，实时控制放大器硬件；第二部分为采样窗中部的"波形显示区"，采样时动态显示信号波形，处理时静态显示波形曲线，并可人为选定一部分波形作进一步分析处理；第三部分为采样窗最右侧的"结果显示控制区"，用来显示 Y 轴刻度，采样通道内容，单位，控制基线调节，Y 轴方向波形压缩、扩展，定标操作等。

（6）X 轴显示控制区：用来动态显示采样时间（X 轴），波形曲线的 X 轴拖动控制，X 轴方向波形压缩、扩展控制。

（7）采样控制区：位于"X 轴显示控制区"的右侧，用于开始采样，停止采样及采样存盘控制。

（8）刺激器控制区：位于"X 轴显示控制区"的左侧，用于选择刺激器发出刺激的模式，刺激启动开关及刺激参数的实时调整。

（9）提示栏：位于最下部，提示相关的操作信息、时钟显示和当前硬盘的可用空间。

2．基本操作

（1）Med4101 型 MedLab-E 内置式生物信号放大器、刺激器

① 输入通道 1～4 为生物信号输入的端口，传感器可直接插入。生物电信号由专用电缆直接接入。第四通道为两用通道，当按下刺激波形观察键"R←S"时，此时第四通道不能输入外部信号，只显示当前的刺激波形。此按键抬起时，恢复显示输入的信号波形。

Med4101 型程控放大器有四个输入通道，它们的性能大致相同。通道使用的大体原则是：1 通道的最小放大倍数为 50 倍，上限频率为 10kHz，推荐做神经放电类实验，如：减压神经、膈神经放电等。2 和 4 通道的最小放大倍数为 50 倍与 5 倍，上限频率为 1kHz，推荐做动作电位类实验，如：神经干动作电位的引导、动作电位传导速度的测定等。3 通道的最小放大倍数为 5 倍，上限频率为 100 Hz，推荐做心电类实验。张力、压力类慢信号实验，无通道选择要求（即：1、2、3、4 通道都可以使用）。在放大器面板上按下"R←S"按钮，4 通道可用做刺激器波形显示通道，此时外部信号无法输入。抬起"R←S"按钮，4 通道即作为正常采样通道使用。

② 交/直流（AC/DC）输入切换开关：位于输入通道的上方，当所测信号为压力与张力时抬起此开关，即为 DC（直流状态），此时不但可以测出信号的动态变化，而且可以测出信号中的直流成分。

③ 放大器调零孔：当放大器零点发生较大偏差，软件无法调零时，或当外接传感器无调零装置，而零点变化较大时，可以左右调动小孔中的可变电阻器，使放大器归零。注意：出厂时此零点已经调好，一般无需调整。

④ 刺激器输出口：位于最右边，Med4101 型程控刺激器输出 0～12V 刺激脉冲。

⑤ 刺激器输出极性转换开关：位于刺激器输出口的上方，用来转换刺激器输出波形的正负，一般无需切换。

⑥ 外触发输入端口：位于刺激器输出口与 4 通道之间，用来接入外部刺激器的同步触发信号的端口。

（2）系统软件的基本操作

MedLab 系统软件是 32 位 Windows 程序，遵循 Windows 的操作规范，与 Office（Word、Excel 等）软件操作相似。MedLab 生物信号采集系统能简化实验过程，很大程度上是由于能对实验过程、实验参数进行程序化预置。掌握实验的一般流程、配置实验和刺激参数设置的方法，是我们用好生物信号采集系统的关键。

① 实验的一般流程

A. 刺激方式的选择：根据不同实验需要选择合适的刺激方式，简便刺激器参数的操作，有 7 种刺激方式可供选择（详见刺激器的设置）。

B. 生物信号：生物体信号按信号的性质大致可分为电信号（如心电、脑电、神经干动作电位、神经放电等）和非电信号（如骨骼肌张力、血压、呼吸道压力、心肌收缩力、肠肌张力等）；按信号的快慢可分为快信号（神经干动作电位、心室肌动作电位、神经放电等）和慢信号（血压、呼吸、心电、平滑肌张力等）。

C. 交/直流选择：一般情况下，电信号选择交流输入，非电信号经换能器转换后选择直流输入，来自另外前置放大器的输出信号采用直流方式输入（如经微电极放大器后的心室肌动作电位信号）。

D. 放大器放大倍数：采样卡的有效采样电压一般为 +/−5V，根据信号的强弱选择合适的放大倍数，在不溢出的前提下，放大倍数选大一点为好。

E. 采样间隔：计算机在采集生理信号时，通常按照一定的时间间隔对生物信号取样，并将其转换为数字信号放入内存，这个过程称为采样。根据信号的快慢选择合适的采样间隔。若采样间隔短，采得的数据量大，占用硬盘的空间大，后处理也不易；若采样间隔长，采样慢，则快信号不能重现。建议采样频率是信号频率的 5～10 倍。

F. 数字滤波、曲线添加：根据需要是否采用数字滤波，高通滤波允许大于此频率的信号通过，低通滤波允许小于此频率的信号通过；是否需要添加微分曲线。

G. 显示模式：连续记录与记忆示波可选。一般情况下，慢信号选择连续记录，快信号选择记忆示波。但 MedLab 解决了计算机显示作图慢的难点，快信号也可用记录仪方式来显示，只是数据量会很大。

H. 采样：按采样开始按钮，开始采样；按采样停止按钮，停止采样。MedLab 将采样数据存于 TempFile. ADD 文件中，每次采样均自动刷新此文件。

I. 实验数据存盘、处理：MedLab 可实时显示结果，也可将实验数据存盘后，日后再作分析、处理。

② 实验参数配置：用 MedLab 生物信号采集处理系统做好实验的第一步，就是在开始实验前要做好信号采样的软件设置工作。这就相当于使用传统仪器开始实验前，要将仪器面板上的所有重要开关打开，所有重要按钮调定至大体正确的位置一样。然后有两种选择：

A. 标准配置：选择菜单"设置/标准配置"（图 12），恢复 MedLab 默认的标准四通道记录仪形式，所有参数复位，采样间隔 1ms。可在此基础上进行各种新实验的配置。

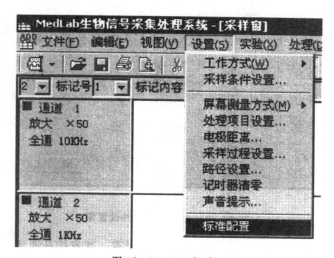

图 12　MedLab 标准配置

B. 自选配置：选择菜单"设置/采样条件设置"，显示"采样条件设置窗"（图 13），对以下几方面进行设置：

通道选择：选择信号进入的物理通道。

显示模式：可有两种选择。一是连续记录：系统进行等间隔连续记录。从视觉上看 MedLab 就好比机械纸带式的传统记录仪，采样数据从窗口右侧卷过显示区，就像一卷记录纸，新的数据在右侧被画出，而以往的数据向左侧移动。传统记录仪只能记录慢信号，无法记录快信号（如动作电位），而 MedLab 的优点是既能记录慢信号，也能记录快信号。二是记忆示波：一般情况下，采用刺激器触发，此时记录的数据是断续的，MedLab 只记录、显示当前屏一帧的数据曲线，数据快速从左向右作图，用于记录快信号，因只对某一时间段内采样、记录，所以数据量不会太大，若不怕数据量大、不怕以后处理数据的麻烦，MedLab 允许用连续记录快信号。

采样间隔：A/D 卡的功能是将连续的模拟实验信号转变为间断的数字信号，采样间隔就是前后采样点的相隔时间。

放大器放大倍数：鼠标点击相应通道"通道控制区"中的"放大"，选择合适的放大倍数（图 14）。

处理名称：在相应通道的"结果显示控制区"中用鼠标点击通道处理名称处，在弹出的菜单中选择"处理名称"（图 15），显示"处理名称窗"（图 16），选择合适的处理名称。

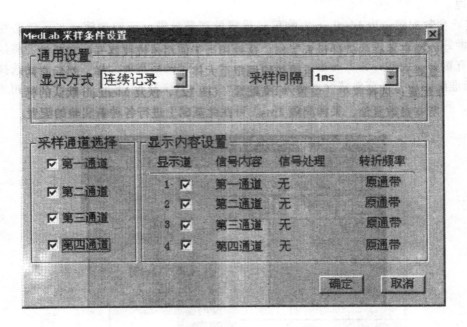

图 13　MedLab 采样条件设置窗

零点设置：是作图零点设置，有别于放大器的调零。其方法是通道输入端短路或换能器不加负荷，在相应通道的"结果显示控制区"中鼠标点击通道处理名称，在弹出菜单中选择"零点设置"。

定标（单位修正）：非电信号经换能器能量转换输入 MedLab，但不同的换能器的增益不同，定量实验时，必须对采样系统进行定标处理（详见"定标"）。

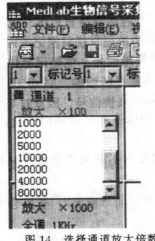

图 14　选择通道放大倍数

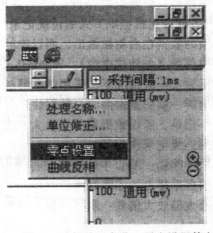

图 15　选择处理名称、零点设置等方法

　　经上述各参数的调节即可进行初采样，检查参数是否合理，逐步调整参数达到最佳。

　　MedLab 生物信号采集系统已增加实验参数配置的计算机向导，选择菜单"实验/通用实验向导"，显示"通用实验向导窗"，按计算机的逐步提示，即可完成实验参数的配置。

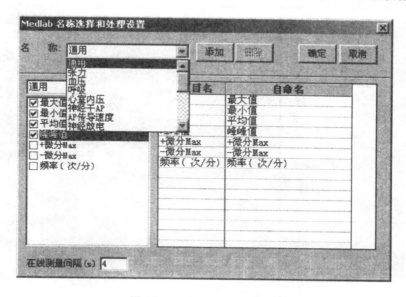

图 16　MedLab 处理名称窗

（三）BL-410 生物信号采集处理系统

　　BL-410 生物信号采集、放大卡是一台程序可控的，带 4 通道生物信号采集与放大功能，并集成程控刺激器于一体的硬卡。BL-410 生物信号显示与处理软件利用微机强大的图形显示与数据处理功能，可同时显示 4 道从生物体内或离体器官中探测到的生物电信号或张力、压力等生物非电信号的波形，并可对实验数据进行存贮、分析及打印。

　　BL-410 生物机能实验系统主界面从上到下依次分为标题条、菜单条、工具条、生物信号显示窗口、状态条等。在生物信号显示窗口的右边为控制区和信息区切换按钮，控制区从上到下分为四个通道、BL-410 硬卡参数调节及扫描速度调节与显示区和特殊实验标记选择区；在主截面左上角有一个设置刺激参数对话框（图 17）。

　　1. 性能特点　4 通道高性能、全程控的生物电信号采集与放大器；4 通道 12 位、40ksps 采样率的 A/D 转换器；程控全导联心电选择；程控电刺激器；记滴和耳机监听功能。信号采集、处理硬卡为内置式，刺激器、放大器、监听器、记滴器均高度集成在该卡上，节省外围实验空间。生物信号由一块面板引导（图 18）：

　　CH1、CH2、CH3、CH4：5 芯生物信号输入接口。监听：2 芯监听输出接口。记滴：2 芯记滴输入接口。刺激：2 芯刺激输出接口。

　　通道 1、2、3、4 输入接口可以直接连接引导电极，用以输入电信号，也可以连接张力或压力传感器，用来输入张力或压力信号。这 4 个通道的性能指标完全一样，它们之间完全可以互换使用。

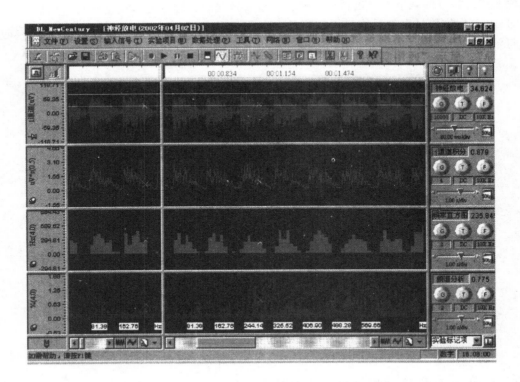

图 17　BL-410 生物机能实验系统软件界面图

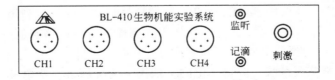

图 18　BL-410 生物机能实验系统生物信号引导面板

2．软件操作

（1）实验菜单

① 输入信号：当用鼠标单击菜单条上的"输入信号"菜单项时，"输入信号"下拉式菜单将被弹出（图 19）。

当选择该命令后，会向右弹出一个输入信号选择子菜单，用于具体指定 1 通道的输入信号类型。具体的输入信号类型包括动作电位、神经放电、肌电、脑电、心电、慢速电信号、压力、张力、呼吸以及温度等信号。当选定了 1 通道的输入信号类型后，可以再通过"输入信号"菜单继续选择其他通道的输入信号。当选定所有通道的输入信号类型之后，使用鼠标单击工具条上的"开始"命令按钮，就可以启动数据采样，观察生物信号的波形变化。例如，从 1 通道选择的输入信号为"神经放电"，2 通道选择的输入信号为"压力信号"，然后启动波形显示，就可以代替实验项目中的"减压神经放电"实验模块，在 1 通道上观察减压神经放电，2 通道上观察动脉血压。如果将 1 通道的输入信号选为"神经放电"，2 通道的输入信号选为"呼吸"，则可代替实验项目中的"膈神经放电"实验模块。

　　② 实验项目：当用鼠标单击顶级菜单条上的"实验项目"菜单项时，即出现"实验项目"下拉式菜单（图 20）：菜单中包含有 8 个菜单项，它们分别是肌肉神经实验、循环实验、呼吸实验、消化实验、感觉器官实验、中枢神经实验、泌尿实验以及其他实验。

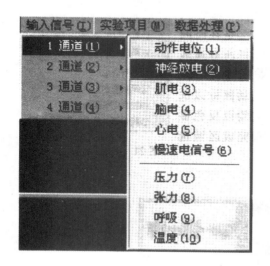

图 19　输入信号选择菜单

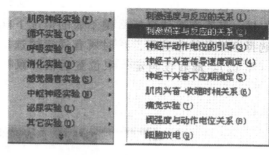

图 20　实验项目下拉式菜单

　　这些实验项目组将生理及药理实验按性质分类，在每一组分类实验项目下又包含有若干个具体的实验模块，当选择某一类实验，如肌肉神经实验时，则会向右弹出一个包含该类具体实验模块的子菜单（图 20）。可以根据自己的需要从中选择一个实验模块，当选择了一个实验模块之后，系统将自动设置该实验所需的各项参数，包括信号采集通道、采样率、增益、时间常数、滤波以及刺激器参数等，并且将自动启动数据采样，使实验者直接进入到实验状态。当完成实验后，根据不同的实验模块，打印出的实验报告包含有不同的实验数据。例如，当选择"肌肉神经实验"项目组中的"神经干动作电位的引导"实验模块后，系统将自动把生物信号输入通道设为 1 通道，采样率设为 20000Hz，扫描速度设为 0.625ms/div，增益设为 200 倍，时间常数设为 0.01s，滤波设为 10kHz；刺激器参数设为：单刺激，波宽0.05ms，强度 1 为 1.0V。所有实验的开始均从"输入信号"或"实验模块"中进入。

　　③ 数据处理：用鼠标单击顶级菜单条上的"数据处理"菜单项时，"数据处理"下拉式菜单将被弹出。数据处理菜单中包括有微分、积分、频率直方图、序列密度直方图、非序列密度直方图、频谱分析、计算直线回归方程、计算 PA2、PD2、LD50、ED50、计算半衰期、两点测量、区间测量、细胞放电数测量、心肌细胞动作电位测量等 14 个命令（图 21）。

　　④ 工具菜单：工具菜单包括画图、Windows 资源管理器、计算器、Excel、Word 等。

　　⑤ 工具条：约有 19 项可供选择。

⑥ 时间显示窗口：用于显示记录波形的时间，如果未进行数据记录，时间显示窗口将不显示时间变化；如果进行实验记录，则时间显示窗口将显示记录波形的时间。这样，在反演时波形的时间显示就与实际实验中的时间相一致。就可观察波形随时间的变化而变化。这里所指的时间是一相对时间，即相对于记录开始时刻的时间，记录开始时刻的时间为0。时间显示窗口，还具有区域选择的功能。有两种区域选择方法，一是在某个通道显示窗口中选择这个通道中的某一块区域，二是在时间显示窗口中选择所有通道同一时间段的区域。如选择所有通道同一时间段区域的方法是：首先在选择区域的起始位置按下鼠标左键，其次在按住鼠标左键不放的情况下向右拖动鼠标以选择选择区域的结束位置，这时所有通道被选择区域均以反色显示（图22）。最后在确定结束位置后松开鼠标左键完成区域选择。

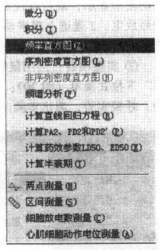

图21 数据处理下拉菜单

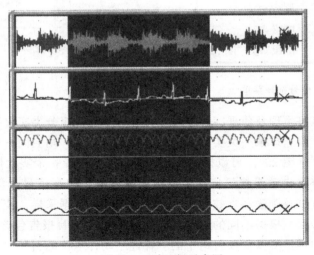

图22 区域选择示意图

⑦ 分时复用区：主界面的最右边是一个分时复用区。在该区域内包含有四个不同的分时复用区域：控制参数调节区、显示参数调节区、通用信息显示区和专用信息显示区。它们通过分时复用区顶部的切换按钮进行切换。

⑧ 控制参数调节区：控制参数调节区是BL-NewCentury软件用来设置BL-410硬卡参数以及调节扫描速度的区域，对应于每一个通道有一个控制参数调节区，用来调节该通道的控制参数（图23）。

控制参数调节区从上至下分为三个部分，它们分别是：信息显示区、硬件参数调节区和扫描速度调节区三个部分。信息显示区包括通道信号类型显示和简单测量信息显示两个部

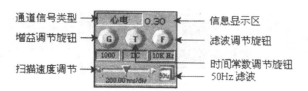

图 23　控制参数调节区示意图

分；硬件参数调节区则包括增益调节旋钮、时间常数调节旋钮、滤波调节旋钮、50Hz 滤波
按钮等四个调节器。

　　根据放大信号是交流信号还是直流信号各分为 11 档。如果放大的信号为交流信号（即
时间常数不在 DC 档位上），那么增益从小到
大分别是：20、50、100、200、500、1000、
2000、5000、10000、20000、50000 倍。如
果放大的信号为直流信号，那么增益从小到
大分别是：2、5、10、20、50、100、200、
500、1000、2000、5000 倍，共 11 档。时间
常数分为 5 档，它们从小到大分别是：
0.001s、0.01s、0.1s、5s、DC。高频滤波分
为 8 档，从小到大分别是：0.3、3、30、
100、300、1K、3.3K、10K，单位是 Hz。
50Hz 滤波按钮用于启动 50Hz 抑制和关闭
50Hz 抑制功能。

　　⑨ 刺激调节：在设置刺激器参数对话框
中有两个属性页，它们分别是设置和程控，每
一个属性页相当于一个子对话框（图24）。

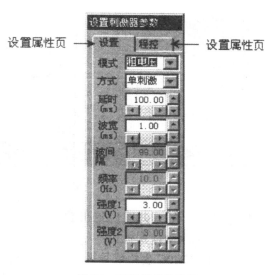

图 24　刺激器参数设置

　　实验结束后，单击设置菜单，输入实验
组人员名单、组号，以及实验标题、实验相关数据，打出实验报告。

（四）RM6240C 生理信号采集处理系统

　　该系统集生物信号采集、放大、显示、记录与分析为一体，采用外置式结构。计算机通
过 EPP 并口（采样频率达 100K）或 PCI 通讯卡（采样频率达 200K）与其连接实现通讯。

　　1. 系统组成　系统由硬件和软件两部分组成。硬件包括外置程控放大器、数据采集板、
数据线及各种信号输入输出线。软件（V1.02）主要由 RM6240.EXE 及多个实验子模块组
成。软件与硬件协调工作，实现系统的多种功能。其面板上设置有外接信号输入插座、刺激
器输出插座、记滴及监听插座（图25、26）。

　　2. 系统运行　打开外置的"生理实验系统"电源（若仅对以前记录的波形进行分析，
不作示波及记录，则可不开外置仪器），然后开启计算机，用鼠标双击计算机屏幕上的
"RM6240C 生物信号采集处理系统 1.02"图标即可进入实验系统。注意开机顺序应先开外
置仪器，然后再进入"实验系统"，如果未开外置仪器即进入"实验系统"，系统无法进行

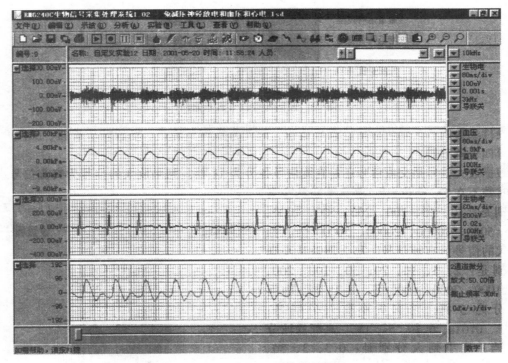

图 25　RM6240C 系统软件界面

"示波"或"记录"，此时应退出软件系统，开启外置仪器后再进入系统，对有些笔记本电脑，则需重新启动计算机。

　　进入 RM6240C 生物信号采集处理系统主界面后，可以通过屏幕右边参数控制区从上至下依次在各通道设置所需要的通道模式、扫描速度、灵敏度、时间常数和滤波等参数。在屏幕左边参数控制区可进行零点调节、坐标滚动，也可对通道做校验、频率谱、相关图、微分、积分、直方图（用鼠标点开左边参数控制区的选择按钮进行选择）等分析处理。本系统对显示的通道宽度可任意调节，只需在通道的分隔栏位置按住鼠标左键拖动到所需位置即可，使用热键"Alt＋H"可使通道回到等分状态。

　　本系统在工作过程中分三个环境，即示波、记录和分析环境。

　　（1）示波环境：在示波环境点击"开始示波"键，系统即开始采集信号，并把采集到的信号波形实时显示出来，点击"停止"键，系统即停止采集信号。

　　在示波环境可以调节各种实验参数如通道模式、扫描速度、灵敏度、时间常数等，也可选择各种实时处理模式如频率谱、相关图、微分、积分、直方图等，选择刺激器、记滴等功能，请注意，示波状态相当于放大器与示波器、刺激器结合的实验环境，示波时采集到的信号只作实时显示，但未记录到硬盘。和刺激器结合，系统还可实现同步触发示波（每发一次刺激显示一幅图形）。如果使用相关分析，则显示相关图的通道相当于 X-Y 示波方式（"触发示波"）。

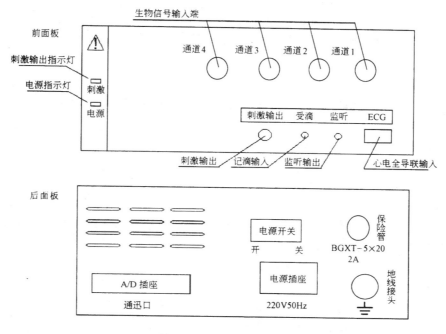

图 26 RM6240C 前后面板

（2）记录环境：点击"记录"键系统即开始在显示波形的同时将采集到的信号实时存储到硬盘。从示波状态点击记录键可直接进入记录状态，一旦在示波状态点击记录键，系统将当前屏幕所显示的波形以及此后采集的信号实时记录到硬盘上。

注意实时记录的信号是以临时文件的形式记录的，只有在退出系统前正式存盘，该文件才能转换成正式文件。在记录状态如点击暂停键，则暂停记录，再次点击暂停键，则系统在原记录文件基础上继续记录。记录状态也可调节各种实验参数和模式，但有些参数如采集速度必须在示波状态才能调节。记录环境相当于放大器与示波器、刺激器、记录仪相结合的实验环境。在记录状态，通过双击鼠标左键可激活或取消系统具备的计时功能，通过单击鼠标右键还可在所需通道打上中文词条标记。

（3）分析环境：从记录状态停止记录或打开一个已记录存盘的文件，系统即进入分析状态。在分析状态系统可对记录的波形进行各种测量、分析、编辑和打印。

本系统已预先设置了大量的实验项目，如果用户是做系统已设置的固定实验项目，那么只需通过"实验"菜单选择你所需要的实验项目，系统将自动设置好有关参数（您可在此基础上根据信号大小微调有关参数，如根据信号大小微调灵敏度）。

通过"实验"菜单选择所需实验项目可在刚进入系统界面时进行，也可在示波状态或从示波状态停止后进行，如系统处于记录或分析环境，则需先回到示波环境才能选择预先设置的实验项目。

当各种参数选择好后，可通过选择"示波"菜单中的"开始示波"（或用鼠标点击工具条的"开始示波"图标）项进行数据波形采样。如果对波形满意，那么可通过选择"示波"

菜单中的"开始记录"项记录数据，此时的波形以临时文件形式被实时存入硬盘，在记录过程中也可选择"停止记录"项暂停记录某些数据。当需要记录时，又可选择"开始记录"，在记录过程中，可以通过打标记标识记录过程中的某一点，以便查找。

在您选择文件菜单中的"保存"命令（退出系统前系统也会提示您对实验结果保存）对实验结果以正式文件形式保存后，此前的记录即被保存在该文件中，如果记录是非连续的（中途停止记录，过后又继续记录），则每一段记录都以子文件形式存在同一文件中，以后在系统中可用计算机的"Page Up"和"Page Down"键选择各段记录。此时，可在系统界面的左上角看到子文件的编号（以阿拉伯数字表示）。保存的文件以后可用系统的"打开"命令调入系统进行分析处理或打印。

点击"开始记录"并点击"结束记录"后，系统即进入"分析状态"。可用分析工具对记录的信号进行分析，或通过"文件"菜单中的打印选择项，打印实验结果。如果记录了波形，此后又进入示波状态然后停止，此时若想对此前记录的波形进行分析，可利用计算机的"Page Up"和"Page Down"键找出先前记录的波形进行分析。

在分析图形时，可将各种参数的测量结果显示或记录在数据板上（可用工具条中"测量信息"项打开数据板），便于编辑和打印。

值得注意的是，任何实验，只要生物信号无问题，要取得好的实验效果，关键是实验参数（用系统界面右边控制参数区的按键调节）的设置，实际上取决于选择合适的"采集频率""通道模式""扫描速度""灵敏度""时间常数""滤波频率"。当有 50Hz 交流干扰时，还应将示波菜单中的"50Hz 陷波开"打开（当所采集的信号频率本身处于 50Hz 附近时不宜打开"50Hz 陷波"）。

3．系统功能

（1）刺激器（图 27） 对话框中的参数设置必须通过每一参数项右边的上下箭头调节，直接通过键盘输入无效。如果仅通过鼠标点击方向箭头，则数字以 0.1 为单位变化；如果点击鼠标的同时，按住 SHIFT 功能键，则数字以 1 为单位变化；按住 Ctrl 功能键，则数字以 10 为单位变化。

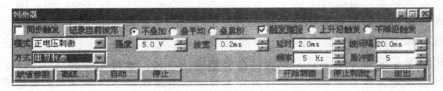

图 27　刺激器对话框

（2）监听功能 只供第一通道使用，可用于减压神经放电、膈神经放电、肌梭放电等实验。使用时将电脑的有源音箱与仪器的监听插孔接通即可。

（3）记滴功能 在示波菜单中，选择记滴功能，弹出如下对话框（图 28）。选择"开始记滴"按钮，在"开始时刻"对话框中系统自动记录这一时刻，并在"速率"框中自动显示当前尿滴的速率。此时"开始记滴"按钮变为"停止记滴"，在您需要的时候，按"停止记滴"按钮。系统自动显示记滴时间、滴数和平均速率。如果您需要记录波形，请先"开始记录"，再"开始记滴"。

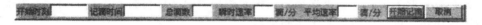

图 28 记滴功能对话框

记滴前应将仪器的记滴电缆插头插入仪器的受滴插孔，电缆的金属夹连接受滴电极，受滴电极可用任意两根彼此绝缘的金属丝组成，当液滴每与受滴电极连接一次即记滴一次。

（4）心电图导联转换功能（对应 RM6240C 型） RM6240C 型带有国际标准的心电图导联转换器，在接通导联开关的情况下，通过标准的 ECG 输入线，可在任意通道选择各种导联模式描记心电变化曲线。"导联开关"选择快捷键位于界面的工具条内，用鼠标点击"导联开关"按键，即弹出通道的选择框，您可用鼠标选择所有通道，也可选择 4 个通道中的任意通道作 ECG，通道选项前打钩表示该项选中（如所有通道选项前通过单击鼠标打上了勾，即表示此时所有通道的输入都与导联转换器接通，而和通道输入插座断开了，此时信号必须从 ECG 插座通过 ECG 输入线输入，并可在通道右边通过鼠标选择导联模式，而通道 1～4 的输入不起作用。

如果通过再次单击鼠标取消了"导联开关"内通道选项前的勾，则在通道的右边参数控制区下方显示"导联关"（此时输入和导联转换器断开，而和通道 1～4 接通），"导联开关"的作用是使输入在通道插座和 ECG 插座之间作切换。RM6240C 型适配的 ECG 输入线是国际标准的导联输入线，连接应按照输入线的标注连接。

如果仅作肢体导联，则可直接通过通道 1～4 的输入插座输入，使用方法和 LMY-2B 二道生理记录仪是相同的。

（5）打印模式（图 29）

① 当前页整体打印：用于打印当前页中任意一个通道或所有通道的信号。

② 当前页一分四打印：将当前波形按纸张 25% 比例，一次打四份在同张纸上。

③ 连续页所有通道打印：将若干页的波形连续地打印。

④ 连续页单通道打印：在"通道号"中指定某一通道，选中"多行"，则将该通道波形连续打印四行再换页；反之，则打印一行即换页。

⑤ 打印模板选择：分三种模板，适用于不同用户。

（6）自定义模块功能

① 建立自定义实验项目：根据需要，可

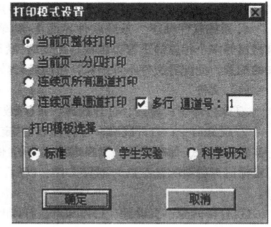

图 29 打印模式

任意改变和设计各通道参数、程控记录参数、程控刺激参数、扫描轨迹和背景颜色等。

② 保存自定义实验项目：单击"实验/保存自定义实验项目"，弹出提示，就可将设定好的实验参数另取名保存，当下次再做同种实验项目时，即可打开保存的自定义实验项目文件。利用该功能，可自行设计若干实验项目。

③ 打开自定义实验项目：打开保存的自定义实验项目文件，系统将自动调整好自定义实验参数。

（五）Pclab 生物信号采集处理系统

1．系统组成 Pclab 生物医学信号采集处理系统由硬件数据采集卡、四道生物信号程控放大器、程控刺激器和配套软件（Windows95/98 系统软件包）等组成。系统软件为规范的 Windows 图形界面，具有数据采集、作图、分析、处理的一体化。

2．软件介绍 Pclab 生物医学信号采集处理系统应用程序是信号采集与处理为一体的 32 位多任务软件。软件系统首先通过传感器把生物信号（生物电信号无需传感器转换可直接输入）转换为电信号，通过程控放大器将原始信号放大、滤波、调理为采集卡所要求的指标，经模数转换，将信号转为数据，通过虚拟驱动程序取出数据及处理，并通过显示处理子程序，存盘，并将数据转换为图形显示在屏幕上。需要时还可进行数据反演义处理或打印记录供用户观察或存档。

3．系统硬件操作 硬件操作是指对程控放大器按钮和外置放大器及刺激电极的接口的操作：面板上左起第 1~4 个方形按钮是对应的第 1~4 通道的 AC 和 DC 选择按钮，按下去为 AC（交流）状态，抬起来为 DC（直流）状态，分别输入交流或直流成分的信号。第 5 个按钮用来选择第 4 输入通道是否显示当前输入的刺激波形，按下去为显示刺激波形，抬起来为不显示刺激波形，即普通信号输入方式。第 6 个按钮可改变刺激波的方面，按下去为正极，抬起来为负极性刺激波形输出。每通道交/直流切换开关旁的小孔，用于放大器硬件偏置调零（一般情况下不需要调零，应慎重使用）。下方有 1~4 个输入端子的插座。

4．系统软件操作 系统软件界面由菜单栏、工具栏、状态提示栏及采样窗、处理窗、数据窗等多个相应的子窗口组成。启动时默认的配置文件为 Pclab.abc，其配置是上次退出时的配置，此配置文件不可删除，启动后初始界面如图 30 所示。以下是菜单栏使用说明：

（1）文件

① 文件命令：新建、打开数据、保存数据、数据另存为、导出数据等常见命令。

② 配置命令：打开配置，可打开以前定义过实验参数的配置文件（＊abc），为快捷打开实验的方式；保存配置，以自定义文件名保存当前的采样条件、放大器倍数、刺激器参数及定标值等各项配置参数为配置文件。以后可快捷地打开配置进入设定的参数环境开始实验。

③ 打印命令：页设置、打印预览、打印。

④ 系统命令：退出，即关闭 Pclab 系统软件。系统退出时将自动储存当时实验配置参数的 Pclab.abc 文件（默认实验配置），再次启动系统时仍按此配置（含定标值）进行同类实验。

（2）编辑 编辑菜单含有撤消、剪切、复制、粘贴等常见操作项目。

（3）处理

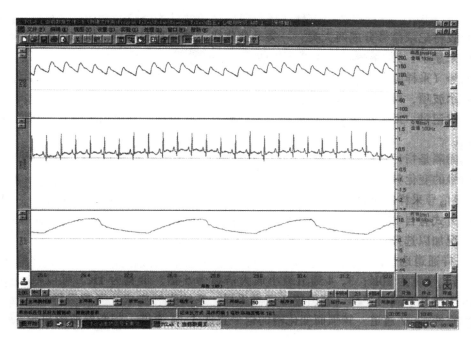

图 30 系统软件界面

① 数字信号处理：包括如下几种。FFT：快速傅利叶分析，对所选曲线进行 FFT 运算和绘出谱分析图形。低通数字滤波：所选中的低频成分数据可通过（保留）而滤掉高频干扰成分；高通数字滤波：原理同上，可滤掉数据的低频干扰，而保留高频成分；带通数字滤波：对所选中的数据图形中某特定频段以外的频率进行数字滤波，滤波参数可选；带阻数字滤波：对所选中的数据图形中某特定频段进行数字滤波，滤波参数可选；50Hz 滤波：对被选数据进行 50Hz 滤波，可去掉 50Hz 电源干扰信号。平滑滤波：被选数据进行 7 个数据点平滑滤波。平均：对被选数据进行算术平均处理。

② 曲线导出：包括微分、积分、X-Y 曲线及搜索，即查找最大值、查找最大微分值和查找最大负微分值。

（4）视图　在以下的栏目中：显/隐选项有"√"标记为显选项，否则为隐选项。

工具栏、状态栏、程控放大钮和刺激器控制栏都有相应的显/隐选项。

单窗显示：单采样窗与多采样窗的切换选择。

通用实验：选择通用实验，即记忆示波或连续记录工作模式，并使专项实验不可选。

专项实验：各种专项实验菜单显/隐选项。

（5）设置

① 工作方式：可选择三种工作方式。A.3802：数学、科研通用型程控放大器。B.3804：高性能科研专用型放大器。C.自备：用户外接其他类型放大器。

② 采样条件设置：进入采样条件设置窗（也可点击采样条件快捷按钮进入），进行通道数目、采样间隔、显示模式、触发方式等参数的设置。

③ 通用设置：显示模式有三种选择，即记忆示波、连续记录和 X-Y 记录。在生理实验中，可大致将记录信号分成两大类：一类是变化快、频率高的信号，如动作电位等，一般采用示波器来显示；另一类是变化慢的信号，实验时可采用连续记录方式记录数据。本系统能记录快信号（采样间隔 10μs），也能记录慢信号，可取代传统实验的示波器与记录仪。当选择了记忆示波项，可激活下面的触发方式选项，可以根据自己的实际需要选择触发方式中的选项。连续记录、X-Y 记录均不能激活下面的触发方式选项。连续记录模式，在采样时，可连续存盘。

采样间隔是指计算机在模/数（A/D）转换时，以多少时间间隔进行采样。采样间隔的大小视信号的变化频率而定，快信号采样间隔要小（如心肌动作电位应用 25μs 或 50μs 采样），而慢信号采样间隔可大些（如呼吸曲线可用 1ms 采样，可减少数据量）。

触发方式有自动触发、信号触发、刺激器触发、外触发及触发叠加等选项，使用者可根据具体情况加以选择。

④ 采样通道选择：有 4 个通道供选择，它们的性能大致相同。1、2 通道的最小放大倍数为 50 倍，带宽为 10K；3、4 通道最小放大倍数为 5 倍，带宽为 1K。可以根据需要选择其中的一个或几个同时采样（若设置 3 通道采样，系统强制变成 4 通道采样）。微弱而变化快的信号宜选 1、2 通道，较强而变化慢的信号宜选 3、4 通道。刺激器波形显示常选用第 4 通道。

⑤ 显示通道的内容设置：有 4 个显示通道供选择，当选了一个或几个，可以看到当前的采样通道是几通道以及它的信号处理、转折频率是多少。最后，当选择完成后，用鼠标点击确定，退出采样条件设备。

⑥ 单位修正（即定标）：进入单位修正窗（点击单位修正快捷按钮或点击采样处理窗的单位提示区进入），可分别设置各通道的采样内容、单位、零点和增益修正。

⑦ 结果分析：数据窗设置，数据窗是一电子表格窗，与 Excel 电子表格类似。用鼠标点击"数据窗设置"项，打开窗口。首先选择好左上角小窗中的通道号，然后选择左侧大窗口中的参数类型，再选择右大窗口中的具体参数项，点击右指向箭头，选择不同参数，最后点击确定按钮，退出配置窗。

⑧ 零点设置：选择此项可将当前所有通道图形置于 0 点处。

⑨ 标准配置：当系统配置变乱，不易恢复到初始状态时，选择此项可将系统恢复到系统初始配置状态，方便用户重新进入系统配置。

（6）实验　用鼠标点击菜单中的视图/定制实验，然后再用鼠标点击"实验"项，有系列专项实验供使用者选择。其中生理学、药理学、病理生理学三大项中有系列实验可供实验选择，用户还可设置自定义项目。

（7）窗口

① 工具栏：从左向右共有 20 个快捷按钮，前 10 个为菜单中的一些最常用命令的快捷执行按钮，如：新建、打开、存盘、打印、打印预览、剪切、复制、粘贴、撤消、采样条件。其他快捷按钮分别为：刺激器：刺激器参数选择栏显/隐。计时器清零：将状态栏的计时器清零。测量：显示测量窗，拖曳采样处理窗显示曲线，可对被选数据进行幅度、间隔、

频率、峰值、增量值和面积等 12 种指标的测定。观察：观察被选取通道数值，在采样处理窗图形数据区移动鼠标，可观察该通道的 X-Y 数值。处理结果入表：选中数据图形后，按下此键处理结果进入数据窗表格。采样窗：激活采样窗。处理窗：激活处理窗，将拖选数据图形显示处理结果。数据窗：激活数据窗，利用数据窗，可将处理结果以电子表格形式保存，以便做进一步处理。处理数据复制到 Microsoft Excel：把处理后得到的数据复制到 Excel 表格软件中做进一步处理。帮助：同菜单"帮助/目录"。

② 采样窗

A. 图形显示区：显示数据曲线区域，通道数目在采样条件设置窗内选定。在"观察"激活时，显示区内移动鼠标，可观察实验数据值。在显示区上拖曳鼠标，出现蓝色区域（即被选数据），可对数据进行测量、复制、剪切和处理，也可进入处理窗对被选数据作进一步的处理。

B. 单位提示区：测量单位、Y 轴刻度和有效测量范围显示区。在零刻度上方点击鼠标左键，纵向扩展曲线；在零刻度下方点击鼠标左键，可纵向压缩曲线；在"单位"处点击鼠标左键，可将图形上移；在 0 点下侧点击鼠标左键，可将图形下移。利用此功能可单独将所选通道图形曲线调零。

C. 通道提示区：a 提示物理通道号，点击鼠标左键，可选择通道曲线颜色。b 提示放大倍数，点击▲或▼箭头，可实时调整放大器放大倍数。

D. 时间、标记提示区：时间刻度即 X 轴显示。实验中若要加标记，用鼠标点击标记快捷按钮则该区域将自动在相应时间点上加标记提示。标记内容可实时或在标记数据库内随意修改，也可进入实验标记编辑窗对相应实验标记内容进行修改。

E. 总控制按钮区：有三个按钮，完成开始采样、结束采样和存盘功能。

F. 下工具栏：图形压缩按钮：单击此钮，X 轴按比例压缩，压缩比在左侧显示；图形扩展按钮：单击此钮，X 轴按比例扩展，扩展比在右侧显示；单击压缩比显示按钮，可显示所有压缩比，并可快速选择所需压缩比，按压此钮也可使图形显示区曲线重画。

G. 刺激器控制区：包括刺激方法选择、实时刺激参数调节窗及刺激启动按钮。

H. 刺激方式选择：点击左侧▼显示钮可显示所有的刺激方式：单刺激方式、复刺激方式、主周期刺激方式、自动间隔调节、自动幅度调节和自动频率调节等可选参数，有主周期、串长（s）、波宽（ms）、幅度（V）、首频率（Hz）、增量（ms）、末频率（Lz）、串间隔（s）等参数可选择。

启动刺激器时，按下刺激按钮启动，停止时按总停止按钮。

I. 标记按钮：采样过程中，按压此钮能在时间轴上打标记，使采样过程变化有所记录。

③ 处理窗：选中一段图形数据，按下处理窗快捷按钮，显示处理结果。

A. 初始化：第一次进入数据窗，电子表格已初始化。若重新处理新一批实验结果，可点击"新建"快捷按钮，重新初始化电子表格，在初始化前应先将数据结果存盘，重新初始化时，数据将刷新，不保留原始数据。

B. A、B 二列分别自动填写文件名和被选数据的起止时间。

C. 点击鼠标列标题（如 C、D、E 等），可激活数据设置窗。可在数据设置窗内选择数据被处理的通道号、指标及处理结果存放的列号。按确定退出设置窗。

D. 选择处理项目后，回到采样处理窗选择数据（即拖曳采样处理窗显示区域的曲线），再按工具栏中的"数据结果入表按钮"，系统即自动填写所需的结果数据。

E. 处理好结果数据后，按工具栏中的保存快捷按钮或选择菜单"文件/另存为"，保存处理结果。文件以 Excel 类型保存，可用 Excel 打开。

F. 可用工具栏中的打开快捷按钮或选择菜单"文件/打开数据"打开以往处理结果文件查看，但无法在原结果上进一步添加新内容。

4. 通用实验的一般操作　通用实验方法适合于科研与特殊教学实验，这种方法灵活，可根据需要不断改变系统设置参数，使采集波形更好，更适合观察及实验结果的要求。操作方法如下：

（1）双击 Pclab 图标，进入 Pclab 初始界面。

（2）点击采样条件快捷工具栏，打开采样条件窗口，进行采样条件设置。

（3）根据实验需要，选择打开的通道号，需要打开的点击上"√"，否则为空白。

（4）点击下拉选择框，选择采样模式，记忆示波、记录仪或 X-Y 记录方式（快信号用记忆示波，长时间慢信号用记录仪方式）。

（5）点击下拉选择框选择采样间隔，注意采样间隔应与所采信号相匹配。采样间隔太小，存盘数据量大，不能做长时间存盘；采样间隔太大，信号容易失真，丢掉高频成分，造成实验结果误差大。因此，采样间隔的合适值应该多试几次，以求最好。

（6）在选择了记忆示波器后，应选择合适的触发方式，以使采样与内或外触发信号同步工作，点击下拉选择框，选择所需的触发方式。

（7）点击确定按钮退出采样条件窗口。点击开始按钮系统开始采样，采样窗中应有扫描线出现（示波器方式曲线从右向左扫描，记录仪方式曲线从左到右记录）。

（8）当系统需要定标时，首先将系统调零。开始采样后，输入一标准信号并稳定一小段时间；停止采样后，用鼠标点击标准信号图形的某一点，再移动鼠标至单位显示区点击一下，打开单位修正窗口，改变测量项目为所需项目，再改变单位为所定单位，最后在新值栏中填入标准信号值，点击确定，退出单位修正窗完成定标。

（9）点击采样按钮，开始采样，并可观察到采样窗口中有信号图形出现。

（10）需要存盘时，点击存盘按钮，信号图形即被实时存盘，再点击此按钮即停止存盘。

5. 专项实验的操作方法　Pclab 系统在提供通用仪器实验方法的同时，也提供了多项常规生理学、药理学及病理生理学专项实验方法。其操作方法如下：

（1）点击 Pclab 图标（运行 Pclab. exe），打开 Pclab 软件初始界面。

（2）点击视图菜单项，选中专项实验栏，激活实验菜单项。

（3）点击实验菜单项，按实验类型，做不同的选择，进而选择具体的实验项目，一旦选定系统即按标准的实验内容做好各项配置、定标。

（4）点击采样按钮即可开始实验，其余操作与通用实验方法相同。

（六）Maclab（PowerLab）计算机实时分析系统

PowerLab 计算机实时分析系统（以下简称 PowerLab 系统）为澳大利亚 Adinstrument Pty Ltd 公司产品。它是一种 Windows 操作平台的电脑化的数据采集和分析系统，有 2、4 和 8 通道各种型号可供实验应用。PowerLab 系统作为高品质的系列产品，目前在国内还属于科研应用为主的贵重仪器。

PowerLab 系统为独立于电脑的外置式仪器，由信号处理和功能放大两部分组成。与计算机组合以后，信号处理部分可将低于 10mV 的各种仪器信号进行数据的转换和多种分析处理。可与日本"RM-6000"型生理多道仪或美国 Godon 系列仪器联机使用。功能放大部分为专用的放大器组件，型号多样，可根据实验需要购买相应组件，逐步建设成实验系统。

第三章 生理学实验常用手术器械及使用方法

生理学实验常用手术器械见图31。

一、蛙类手术器械

1．手术剪刀　粗剪刀用于剪蛙类骨骼、肌肉和皮肤等粗硬组织；眼科剪刀用于剪神经和血管等细软组织；组织剪刀用于剪肌肉等软组织。持剪方法见图32。

2．镊子　圆头镊用于夹捏组织和牵拉切口处的皮肤（因圆头镊对组织的损伤性小）；眼科镊用于夹捏细软组织。

3．金属探针　用于破坏脑和脊髓。

4．玻璃分针　用于分离神经和血管等组织。

5．锌铜弓　用于对神经-肌肉标本施加刺激，以检查其兴奋性。

6．蛙心夹　使用时将一端夹住心尖，另一端借缚线连于张力换能器，以描记心脏活动。

7．蛙板　约为20cm×15cm并有许多小孔的木板，用于固定蛙类以便进行实验。可用蛙钉或大头针将蛙腿钉在木板上。如制备神经-肌肉标本，应在清洁的玻璃板上操作。为此可在木板上放一块适当大小的玻璃板。使用时，在玻璃板上先放少量任氏液，然后把去除皮肤的蛙后肢放在玻璃板上分离、制作标本。

8．培养皿　盛放任氏液，可将已做好的神经-肌肉标本置于此液中。

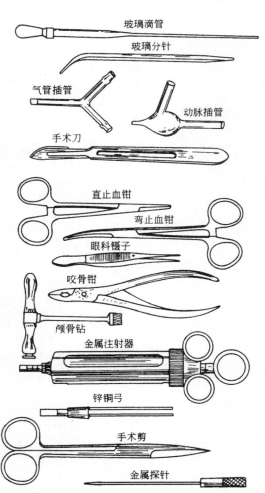

玻璃滴管
玻璃分针
气管插管
动脉插管
手术刀
直止血钳
弯止血钳
眼科镊子
咬骨钳
颅骨钻
金属注射器
锌铜弓
手术剪
金属探针

图31　生理学实验常用手术器械

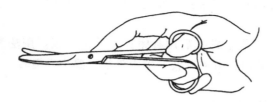

图 32　持剪方法

二、哺乳类动物手术器械

1. 手术刀　包括刀柄和刀片。用于切开和解剖组织。持刀方法有四种：执弓式、执笔式、指压式和上挑式（图 33）。前两种用于切开较长或用力较大的切口；后两种用于较小切口，如解剖血管、神经等组织。

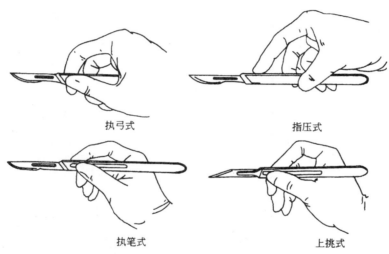

执弓式　　　　　　　　　　指压式

执笔式　　　　　　　　　　上挑式

图 33　四种持刀方法

2. 手术剪　弯手术剪用于剪毛；直手术剪用于剪开皮肤和皮下组织、筋膜和肌肉等；眼科剪用于剪神经、血管或输尿管等。

3. 镊子　夹捏较大或较厚的组织和牵拉皮肤切口时使用圆头镊子；夹捏细软组织用眼科镊子。持镊方法见图 34。

4. 止血钳　用于钳夹血管或出血点以止血或用于分离组织、带引缝线等。止血钳有各种型号。分离小血管及神经周围的结缔组织用蚊式钳。持钳法同持剪法。

5. 骨钳　用于打开颅腔和骨髓腔。可按动

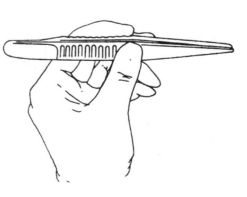

图 34　持镊的方法

物大小选用相应型号。使用时，使钳头稍仰起咬切骨质。切勿撕拉、拧扭，以防残骨及损伤骨内组织。

6.颅骨钻　用于开颅钻孔。钻孔后用骨钳扩大手术范围。用法为右手握钻，左手固定骨头，钻头与骨面垂直，顺时针方向旋转，到内骨板时要小心慢转，防止穿透骨板而损伤脑组织。

7.动脉夹　用于阻断动脉血流。

8.气管插管　用于急性动物实验时插入气管，以保证呼吸道通畅。一端接呼吸换能器或压力换能器可记录呼吸运动。

9.血管插管　用于动脉、静脉插管。血管插管可用16号输血针磨平针头或相应口径的聚乙烯管代替。实验时一端插入动脉或静脉，一端接压力换能器以记录血压。插管时，管腔内应排出所有气泡，以免影响实验结果。

10.三通开关　可按实验需要改变液体流动的方向，便于静脉给药、输液和描记动脉血压。

第四章

生理学实验常用溶液及配制方法

一、常用盐溶液

生理学实验中常用的生理盐溶液有生理盐水、任氏液、台氏液和乐氏液等（表2、3）。

配制时，先将各成分分别配制成一定浓度的基础溶液，然后按下表所列份量混合而成。

表2　　　　　　　　　　　　　　**生理学实验常用盐溶液**　　　　　　　　单位：g/L（水：mL）

药 品 名 称	生理盐水		任氏液	乐氏液	台氏液
	两栖类	哺乳类	两栖类动物	哺乳类动物	哺乳类动物（小肠）
氯化钠（NaCl）	6.5	9.0	6.50	9.00	8.00
氯化钾（KCl）	—	—	0.14	0.42	0.20
氯化钙（CaCl$_2$）	—	—	0.12	0.24	0.20
氯化镁（MgCl$_2$）	—	—	—	—	0.10
硫酸镁（MgSO$_4$·7H$_2$O）	—	—	—	—	—
葡萄糖（G·S）	—	—	2.00	1~2.5	1.00
碳酸氢钠（NaHCO$_3$）	—	—	0.20	0.1~0.3	1.00
磷酸二氢钾（KH$_2$PO$_4$）	—	0.01	—	0.05	—
蒸馏水（H$_2$O）	加至1000	加至1000	加至1000	加至1000	加至1000

表3　　　　　　　　　　　　　　**生理学实验常用盐溶液配制方法**　　　　　　　单位：g/L（水：ml）

药 品 名 称	浓 度（%）	任 氏 液	乐 氏 液	台 氏 液
氯化钠（NaCl）	20	32.50	45.00	40.0
氯化钾（KCl）	10	1.4	4.2	2.0
氯化钙（CaCl$_2$）	10	1.2	2.4	2.0
氯化镁（MgCl$_2$）	5	—	—	2.0
葡萄糖（G·S）	5	4.0	10~50	20.0
碳酸氢钠（NaHCO$_3$）	5	4.0	2.0	20.0
磷酸二氢钾（KH$_2$PO$_4$）	1	1.0	—	5.0
蒸馏水（H$_2$O）		加至1000	加至1000	加至1000

二、常用抗凝剂

1.草酸钾　用于血液样品检验的抗凝。在试管内加饱和草酸钾溶液2滴，轻轻叩击试管，使溶液均匀分散到管壁四周，置低于80℃的烘箱内烤干备用。此抗凝管可用于2~3ml血液。

2.肝素　体外抗凝：取1%肝素溶液0.1ml于试管内，均匀浸润试管内壁，放入80℃~100℃烘箱中烤干备用。每管可用于5~10ml血液。体内抗凝：常用量为5~10mg/kg。市售肝素注射浓度为12500U/ml，相当于肝素钠125mg。应置于4℃保存。

3.枸橼酸钠　体外抗凝：常用3.8%枸橼酸钠溶液，用量为枸橼酸钠溶液:血液=1:9，如用于红细胞沉降率的测定等。急性血压实验常用5%~7%枸橼酸钠溶液抗凝。

第五章
实验动物基本操作技术

一、实验动物的选择

常用的实验动物有兔、狗、猫、小白鼠、大白鼠、豚鼠、蟾蜍、青蛙等。要获得理想的实验结果，必须选择健康状况良好的动物。一般地说，健康的温血动物表现为行动活泼、反应灵敏、毛色光泽、两眼明亮、食欲良好等。健康的蟾蜍和青蛙皮肤湿润、喜爱活动。如果进行慢性实验，还应选择年轻健壮的动物。体弱年老的动物往往反应迟钝或过敏，对麻醉和手术耐受性差，术后也不容易恢复，这样会影响实验结果。要根据实验内容和要求选择合适的健康动物。

1. 家兔 家兔性温顺，易饲养，繁殖率高，价格低廉，在许多实验研究中可以代替狗进行各种实验和复制多种病理生理模型，是生理实验中最常用的动物。常用于直接记录血压、呼吸、尿生成，观察药物对心脏的影响，也用于钾代谢障碍、酸碱平衡紊乱、水肿、炎症、缺氧、发热、DIC、休克等研究。由于家兔体温变化比较灵敏，也常用于体温实验和热原检测。常用品种有：中国本地兔（白家兔）、新西兰白兔、日本大耳白兔等。

2. 狗 经过训练的狗能很好地配合实验，很适用于慢性实验。常用于其他许多的动物不宜进行的手术中，如胃瘘、肠瘘、膀胱瘘和颈动脉桥等。

3. 小白鼠 适合于动物需要量大的实验，如药物的筛选、半数致死量、药物的效价比较和抗癌药研究等，还能复制出多种疾病模型，如流感、慢性气管炎、脑炎等。

4. 大白鼠 具有小白鼠的优点。可用于多种实验和复制多种动物模型，特别是需要较大体形动物的实验，如直接记录血压，或用大白鼠作胆管插管收集胆汁以及肺水肿等实验，也可用于研究休克、DIC的血液循环变化。大白鼠后肢可做肢体血管灌流实验，心脏可做离体心脏实验。大白鼠的垂体-肾上腺功能很发达，常用来做应激反应和肾上腺、垂体等内分泌功能实验。大白鼠的高级神经活动发达，因此，也可广泛用于神经官能症的研究。

5. 豚鼠 又名天竺鼠、荷兰猪。因豚鼠对组织胺敏感，并易于致敏，常被用于抗过敏药实验，也常用于离体心脏、子宫及肠管的实验。又因它对结核杆菌敏感，故也用于抗结核病药的实验研究。

6. 蟾蜍和青蛙 其心脏在离体情况下仍能有节律地跳动很久，常用于心脏生理、病理和药理实验。蟾蜍、蛙的坐骨神经-腓肠肌标本可用来观察药物对周围神经、横纹肌或神经-肌肉接头的作用。

二、实验动物的编号

狗、家兔等大动物可用特殊的铝制号码牌固定在耳上。白色家兔和小动物可用黄色苦味酸染料涂于毛上作标号，编号原则为"先左后右、先上后下"。用单一颜色可标记1～10号，若用两种颜色的染液配合使用，其中一种颜色代表个位数，另一种代表十位数，可编到99号。

三、常用动物的捕捉方法

1. 蛙及蟾蜍　取蛙或蟾蜍，左手无名指与中指夹前肢，使蛙爬在左手掌中，然后用拇指握住蛙的尾体部及后肢，或用小指将蛙后肢外隔于掌背外侧，使后肢蹬空以免影响操作。这种方法常用来破坏脊髓和脑。

2. 鼠类

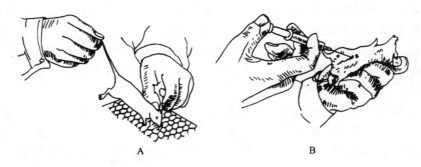

A: 持鼠法；B: 持鼠腹腔注射
图35　小白鼠的捕捉和腹腔注射方法

（1）小白鼠　右手提尾巴令小白鼠爬行于鼠笼上，稍提起使其两后肢悬空，左手拇、食指捏住其耳和颈后部皮肤（图35），右手将鼠尾递到左手,让左手无名指和小指夹住拿起即可。

（2）大白鼠　大白鼠较凶猛，操作者先戴好棉手套，也可用布盖于大白鼠身上，按上法捕捉。

（3）豚鼠　豚鼠性情温顺，用左手抓住其头、颈及背部皮肤拿起即可。

3. 兔　右手抓住其背部皮肤稍提起，左手托住其臀部，让兔呈现坐位姿势捕捉。

4. 猫　猫易激怒，简便的捕捉方法是将猫诱入一已称重的尼龙口袋，扎紧袋口，连同口袋一起称重，然后减去口袋的重量，按体重隔着口袋进行腹腔注射麻醉。

5. 狗　狗易激怒，可在实验前，与动物熟悉，使其配合实验。也可按下法捕捉：

（1）上狗钳　两手分别握住钳两柄，打开钳，夹住狗颈部，固定狗头。

（2）捆绑狗嘴　用一根粗绳在狗嘴绕一周，将上、下颌骨拉紧让狗嘴闭合。打一双环扣，在下颌成结后绕到双耳后，在颈部打结以防滑脱（图36）。

（3）绑四肢　用较粗绳子将四肢捆绑即可。

四、常用动物的麻醉方法

（一）常用的麻醉药

1. 氨基甲酸乙酯（乌拉坦）　是最常用的麻醉药之一。氨基甲酸乙酯药效迅速，麻醉过程平稳，持续时间较长（4～5 小时）。无烦躁、呕吐、呼吸道分泌等现象，各种动物均可使用。

2. 乙醚　是一种挥发性麻醉药，经呼吸道给药，常用于需要动物苏醒快的实验项目。乙醚常用口罩法给药，给动物戴上用金属网特制的麻醉罩，外敷数层纱布，将药物滴于纱布上，吸入麻醉，常用于大动物，如狗等。另一种方法是将动物置于玻璃罩内，将浸有乙醚的棉球放入罩内，这种方法常用于小动物，如大白鼠、小白鼠等。

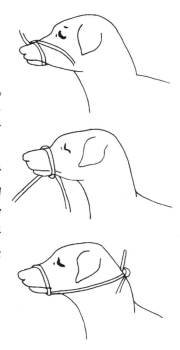

图 36　捆绑狗嘴的步骤

表4			常用麻醉药剂量和给药途径			
麻 醉 药	动 物	给药途径	浓 度	剂 量	持续时间	其 他
乙醚（Ether）	各种动物	吸入		适量		可用阿托品抗分泌粘液
戊巴比妥钠（Sodium Pento barbital）	兔	静脉	3%	30mg/kg	3～5 小时	麻醉较平稳
	狗、猫	腹腔	3%	35mg/kg		
	鼠	腹腔	3%	40mg/kg		
氨基甲酸乙酯（Urethane）	兔、猫	静脉	25%	1000mg/kg	2～4 小时	对器官功能影响较小
		腹腔	25%	1000mg/kg		
	鼠	腹腔	25%	1000mg/kg		
	蛙	皮下囊	25%	1000mg/kg		
硫喷妥钠（Sodium Thiopental）	狗、猫	静脉	2.5%～5%	15～25mg/kg	0.5～1.5 小时	溶液不稳定，现用现配；不宜作皮下肌内注射；注射速度要慢
	兔	静脉	2.5%～5%	10～20mg/kg		

续表

麻 醉 药	动 物	给药途径	浓 度	剂 量	持续时间	其 他
安密妥钠（Sodium	狗、兔	静脉	10%	60mg/kg		
Comgital）	猫	腹腔	10%	100mg/kg	4~6 小时	
	鼠	腹腔	10%	100mg/kg		
氯醛糖		静脉	1%	70mg/kg		对呼吸和血管运动
（Chloralose）	狗、兔 猫	腹腔	1%	100mg/kg	3~4 小时	中枢影响较小
		胃肠	1%	100mg/kg		

3．氯醛糖　由于氯醛糖对神经系统抑制程度较轻，有不刺激呼吸道分泌等优点，常用于神经系统实验，如诱发电位等。此药溶解度低，常配成 1% 氯醛糖水溶液，用前须加温助溶。

4．戊巴比妥钠　其药效快，持续时间约 3~5 小时，实验室较常用。方法是取 3~5g 戊巴比妥钠，加入 95% 的乙醇 10ml，稍加温助溶后，再加入 0.9% NaCl 溶液加至 100ml。注意动物保温。

5．其他　较小动物做离体实验时，如摘取心脏、肝脏或肾脏等，可采用木棰击头，使动物昏迷。此法常用于猫、兔、鼠类，而对于蛙类常采取破坏中枢神经系统法。

（二）常用麻醉给药途径

1．静脉注射　常用于狗和兔的麻醉。狗一般选用前肢皮下头静脉和后肢小隐静脉，兔常选用耳缘静脉。

2．腹腔注射　常用于猫和鼠类，亦用于狗、兔、鸽和蛙等的麻醉。

3．肌肉注射　常用于鸟类麻醉。可选用胸肌和腓肠肌。

4．皮下注射　一般用于局部麻醉。将动物局部的皮肤提起，注射针头以 15°角刺入皮下，缓慢注入麻醉剂即可。

5．皮下淋巴囊注射　常用于蛙和蟾蜍的麻醉。

（三）麻醉指标及麻醉异常的处理

在不同的动物，采用不同麻醉药和麻醉方法，使动物进入麻醉状态的速度和方式不同，如静脉麻醉比腹腔麻醉快，有些药经过一段兴奋期后才进入麻醉状态等。常有以下共同麻醉体征：①皮肤夹捏反应消失；②头颈及四肢肌肉松弛；③呼吸深慢而平稳；④角膜反射消失及瞳孔缩小。一旦发现这些活动明显减弱或消失，则立即减慢给药速度或立即停止给药。

如动物挣扎、呼吸急促、血压不稳，需要补充麻醉药，一般补充总麻醉剂量的 1/5。如动物呼吸慢而不规则，或呼吸停止、血压下降、心跳微弱或停止，则要立即抢救：①立即停止给药；②实施人工呼吸或吸氧；③人工胸外按摩心脏；④静脉注射温热的 50% 葡萄糖；⑤心跳停止时用 1:10000 肾上腺素心内注射；⑥呼吸停止，人工呼吸无效时，注射苏醒剂，如咖啡因 1mg/kg，可拉明 2~5 mg/kg，山梗菜碱 0.3~1 mg/kg 等。

五、常用动物的固定方法

慢性实验：要求动物体位便于记录结果，并且要注意动物的习惯和承受力。

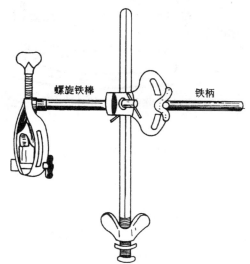

图37　狗头夹

急性实验：动物麻醉后，其固定方式主要有：仰卧位，如腹部、胸部实验；俯卧位，如头部实验。而脑核团记录，则要求头部固定，且处于一特定水平位置，以便确定向深部核团插入电极的角度。

（一）狗的固定方法

1.固定头　用狗头夹（图37），先将狗舌头拉出，将狗嘴套入狗头夹的铁圈内，横铁条嵌入狗嘴内，然后旋转圈顶的下压杆使弧形铁扣下压到狗的鼻子上。仰卧位或俯卧位均可。

2.固定四肢　先将粗棉绳套扣结（图38），缚扎于踝关节上部，另一端固定在手术台上。

（二）猫的固定方法

猫常用做神经系统的实验，以俯卧位固定为主。头部实验时，将头固定于立体定位仪上，其方法是左手握住猫的上、下颌骨，右手持耳棒插入其耳道内，使耳棒尽量插入颅骨外耳道孔内，固定耳棒。对侧耳朵按同样方法固定。调节耳棒上的刻度使之对称，以确保头被固定于立体定位仪正中位置。将口腔固定器塞入口腔，用眼眶固定杆分别压到两眼下眶，然后调整口腔固定器和眼眶固定杆，并拧紧固定螺丝。躯体自然爬卧在手术台上。如猫头仰卧位固定，则用绳将猫的上犬齿固定于手术台柱上，再四肢固定。

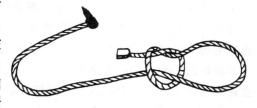

图38　固定四肢的扣结

（三）兔的固定方法

仰卧位固定，用棉绳拉住兔的上门齿固定于手术台柱上。也可用兔头架，先将兔颈嵌入半圆形铁圈，再将兔嘴套入可调铁环内。拧紧固定螺丝，再将长柄固定于手术台的固定柱上（图39）。俯卧位固定时，让兔自然爬卧在手术台稍加固定即可。如果需行头部实验时，固定方法（图40）与猫头固定相似。

（四）鼠的固定法

仰卧位固定可用棉绳拉住鼠的上门齿，栓到手术台上，四肢分别用绳固定。俯卧位固定

图中标注：螺旋铁棒　铁柄

则用脑立体定位仪固定头部即可。

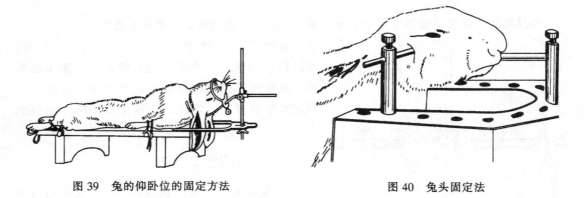

图 39 兔的仰卧位的固定方法　　　　　图 40 兔头固定法

六、常用手术的基本操作

(一) 术前准备

1. 备皮

(1) 剪毛法　常用于急性实验。用一般弯剪刀贴皮肤依次将手术范围内的皮毛剪去。勿用手提起毛剪之,以免剪破皮肤。

(2) 拔毛法　适用于大、小白鼠和家兔耳缘静脉,以及后肢皮下静脉的注射、取血等。

(3) 剃毛法　用于大动物的慢性实验。

(4) 脱毛法　用于无菌手术野备皮。小动物脱毛,脱毛剂配方:硫化钠 8g,淀粉 7g,糖 4g,甘油 5g,硼酸 1g,水 75g,调成稀糊状。用法:先将手术野的毛剪短,后用棉球涂一薄层脱毛剂,2~3 分钟后用温水洗净,擦干,涂一薄层油脂。鼠类亦可不用剪毛,直接涂脱毛剂。狗等大动物脱毛的配方:硫化碱 10g,生石灰 15g,加水至 100ml 拌匀。用法:术者戴耐酸手套,用纱布涂之,使狗毛浸透,等 2~3 分钟后洗净擦干,涂一薄层油脂。注意在脱毛前不可用水弄湿欲脱毛部位,以免脱毛剂渗入毛根,造成炎症。

2. 消毒　常用于慢性实验,一般用 3%碘酊和 75%酒精常规消毒。

(二) 手术

1. 切开皮肤　先用左手拇指和食指绷紧皮肤,右手持手术刀切开皮肤,切口大小以便于手术操作为宜。

2. 分离组织　有钝性和锐性分离两种。钝性分离不易损伤神经和血管等,常用于分离肌肉包膜、脏器和深筋膜等;锐性分离要求准确、范围小,避开神经、血管或其他脏器。

(1) 颈动脉分离术　暴露气管,分别在颈部左右侧用止血钳拉开肌肉,于胸头肌与胸舌骨肌之间,可看到与气管平行的颈总动脉。它与迷走神经、交感神经、减压神经伴行于颈动脉鞘内 (注意颈动脉有甲状腺动脉分支)。用玻璃分针小心分离颈动脉鞘,并分离出颈总动脉3cm左右，在其下面穿两条线，一线在近心端动脉干上打一虚结，供固定动脉套管用，另一线准备在头端结扎颈总动脉。

（2）迷走神经、交感神经、减压神经分离术 按上法找到颈动脉鞘，先看清3条神经走行后用玻璃分针小心分开颈动脉鞘，切勿弄破动脉分支。辨认3条神经，迷走神经最粗，交感神经次之，减压神经最细，且常与交感神经紧贴在一起（一般先分离减压神经）。每条神经分离出2~3cm，并各穿两条不同色的、生理盐水润湿的丝线以便区分（图41）。

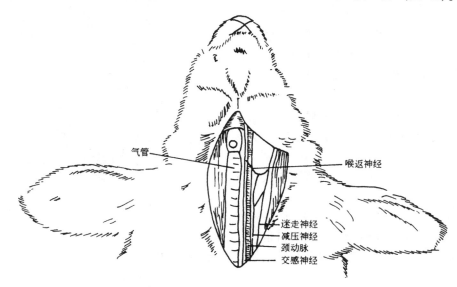

图41 兔颈动脉和迷走、交感、减压神经示意图

（3）颈外静脉分离术 颈部去毛，从颈部甲状软骨以下沿正中线做4~5cm皮肤切口，夹起一侧切口皮肤，右手指从颈后将皮肤向切口顶起，在胸锁乳突肌外缘，即可见到颈外静脉。用玻璃分针分离出2~3cm，下穿双线备用。静脉压测定常采用颈外静脉。

（4）股动脉、股静脉分离术

① 固定动物，在股三角区去毛，股三角上界为韧带，外侧为内收长肌，中部为缝匠肌。

② 沿血管走行方向切一个长约4~5cm的切口。可以用止血钳钝性分离肌肉和深筋膜，暴露神经、动脉、静脉（神经在外，动脉居中，静脉在内）。

③ 分离静脉或动脉，在下方穿线备用。用温热生理盐水纱布覆盖于手术野。

（5）内脏大神经分离术

① 家兔内脏大神经分离术：兔麻醉固定。沿腹部正中线做6~10cm切口，并逐层切开腹壁肌肉和腹膜。用温生理盐水纱布推腹腔脏器于一侧，暴露肾上腺，细心分离肾上腺周围脂肪组织。沿肾上腺斜外上方向，即可见一根乳白色神经（图42），向下方通向肾上腺，并在通向肾上腺前形成两根分支，分支交叉处略膨大，此即为副肾神经节。分离清楚后，在神经下引线（不结扎）备用。

② 狗内脏大神经分离术：同上法，暴露肾上腺。分离左侧内脏大神经时，向上方寻找

半月交感神经节和内脏神经主干，用玻璃棒剥离盖在内脏大神经上的壁层腹膜，即可分离出内脏大神经。手术中要充分麻醉，防止反射性呼吸、心跳停止。

（三）插管技术

1.气管插管术　气管插管术是哺乳类动物急性实验中常用手术，可保证呼吸通畅；在开胸实验时，气管插管可接人工呼吸机；气管插管也利于乙醚麻醉；与呼吸换能器或压力换能器相连，可观察呼吸运动。

（1）仰卧位固定动物，颈前区备皮，从甲状软骨下沿正中切开并逐层钝性分离，暴露气管。

（2）分离并游离气管。在气管下方（食管上方）穿粗线备用。

（3）在甲状软骨下 0.5cm 处横向切开气管前壁，再向头端作纵向切口，使切口呈"⊥"形。

（4）一手提线，另一手插气管套管，结扎固定（图 43）。

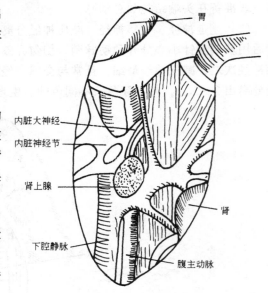

图 42　家兔内脏大神经分离术

（胃、内脏大神经、内脏神经节、肾上腺、下腔静脉、肾、腹主动脉）

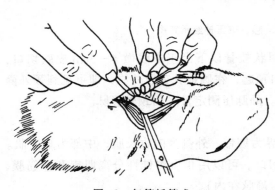

图 43　气管插管术

2.动脉插管术

（1）用注射器向管道系统注满肝素生理盐水，排尽气泡，检查管道系统有无破裂，动脉套管尖端是否光滑，口径是否合适。

（2）尽可能靠头侧结扎颈总动脉。用动脉夹尽量靠近心脏侧夹闭颈总动脉。两者之间相距 2～3cm，以备插管。

（3）用眼科镊子，提起颈总动脉，用锐利的眼科剪，靠结扎处朝心脏方向剪一"V"形切口，注意勿剪断颈总动脉。

（4）生理盐水润湿的动脉插管从切口向心脏方向插入颈总动脉，并保证套管与动脉平行以防刺破动脉壁。插入 1～1.5cm 左右，用线将套管与颈总动脉一起扎紧，以防脱落。

3.静脉插管术　插管部位：兔在颈外静脉，猫、狗常在股静脉。在已分离好的静脉上，用线结扎远心端，在结扎处的近心侧的静脉上朝心脏方向剪一"V"形切口，将静脉套管向心性插入静脉，结扎固定即可。

4.其他插管技术　常因实验目的不同，需进行特殊插管术，如观察尿量需要膀胱插管或输尿管插管，观察某些药物对蛙心的影响时需要蛙心插管，做迷走神经和某些药物对胰液、胆汁分泌的影响时需在胰总管插管或胆总管插管等。其插管方法与上述基本相似。

七、常用动物的给药方法

1. **淋巴囊内注射法**　常用于蟾蜍。注入药物易于吸收。方法为左手取动物，右手持注射器以 15°角斜挑刺入尾骨两侧皮下淋巴囊，缓慢推入，量宜小于 0.5ml。因动物皮薄，弹性差，拔针后应用棉球按压针孔片刻。

2. **皮下注射法**　常用于鼠类、兔、猫、狗等。鼠类注射法为左手提起其头部皮肤，右手握注射器，以约 15°角刺入皮下，缓缓注入药液，拔针后轻压针孔；小白鼠药液注入量应小于 0.4ml；大白鼠、豚鼠要用大号针头。鼠类亦可从背部皮下注射，但需两人合作完成；兔、狗、猫常在背部或大腿内侧等皮下脂肪少的部位进行皮下注射；禽类常选翼下注射。

3. **肌肉注射法**　鼠类常选后肢外侧肌肉，兔、狗、猫多选臀部肌肉，鸟类选胸肌和腓肠肌。方法为左手固定动物，右手持注射器，垂直刺入肌肉，缓慢注射，注射完毕用手轻轻按摩注射部位，以利药物吸收。

4. **腹腔注射法**　除蛙类外，几乎所有动物都可使用此法给药。

(1) 猫　麻醉后进行腹腔注射。方法是在腹壁中央稍外侧将注射器刺入腹腔，回抽无血液或腹腔内容物，则注入药液。

(2) 鼠类　按小鼠捕捉法将鼠固定于左手，然后将鼠翻转使其腹部向上，右手持注射器，与腹部呈约 45°角从下腹部腹白线稍外侧入腹腔，回抽无血液，即可缓慢注入药液。

5. **静脉注射法**

(1) 鼠类　常选用尾静脉。先将鼠固定于特制的鼠筒内或倒置的玻璃罩下，使鼠尾外露，用 75% 乙醇擦之使血管扩张。左手拉住尾端，右手持注射器（4～4.5 号针头），以约 15°角刺入扩张最明显的血管内，轻推药液，阻力不大，血管变色，说明已注入静脉内，如果阻力大，局部变白，应重新刺入。注射部位先从远端开始，以便失败后逐步上移注射部位。

(2) 豚鼠　常选用后掌外侧静脉，操作时一人捉豚鼠，露出一侧后肢，另一人去毛消毒后，用 4～5 号注射针头以约 15°角刺入静脉，轻轻推药。豚鼠的静脉壁脆弱，操作时需加小心。

(3) 狗　常选用前肢内侧的皮下头静脉和后肢外侧的小隐静脉。剪毛消毒，在血管近心端先扎一条绷带，使血管充盈，左手握肢体，拇指向远端轻轻绷紧皮肤，右手持注射器，顺血管方向向心性刺入皮下，沿血管外平行走约 0.5cm 后，再刺入血管，如有回血表明针头已进入血管，放松近心端绷带，缓慢注入药物（图 44）。

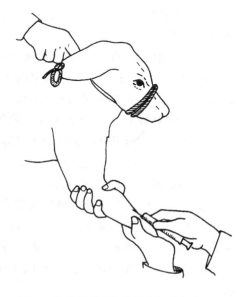

图 44　狗前肢皮下头静脉注射法和采血法

（4）兔　常选用耳缘静脉。先拔毛，左手食指和中指夹住耳缘静脉近心端，使血管充盈。拇指和无名指固定耳朵，并与食、中指绷紧注射部位，右手持注射器，顺血管方向刺入静脉0.5～1cm，左手固定针头，右手缓慢注射。如阻力大或局部肿胀苍白，说明针头在血管外，应重新注射。注射应从血管远心端开始，以便逐次向近心端重复注射(图45)。

八、常用的采血方法

1.剪尾采血　常用于小白鼠和大白鼠。小量采血时用本法。固定动物并露出鼠尾，将尾部浸于45℃的温水中数分钟（也可用二甲苯棉球擦拭或用灯光照射片刻），使尾部血管扩张，擦干后，用手术剪剪去尾尖0.3～0.6cm，让血滴入盛器或直接用吸管吸取。

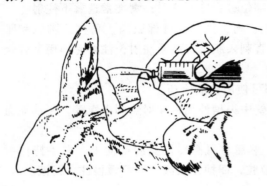

图 45

2.眼底球后静脉丛采血　常用于小白鼠和大白鼠，当需要中等量的血液而又须避免动物死亡时采用本法。用左手持小鼠，拇指及中指抓住颈部皮肤，食指按于眼后，使眼球轻度突出，眼底球后静脉丛淤血。右手持一段内径约0.6mm的毛细玻璃管（或配有磨钝7号针头的1ml注射器），沿内眼眶后壁向喉头方向刺入。刺入深度：小鼠为2～3mm，大鼠为4～5mm。当毛细玻璃管刺破静脉时，则血沿毛细玻璃管上升，吸够血量后拔出，立即用吸管准确地从毛细玻璃管中吸取所需血量。若手法恰当，20～25g的小鼠约可采血0.2～0.3ml，200～300g的大鼠约可采血0.5～1.0ml。

3.摘眼球取血　方法同上，右手持眼科镊将眼球摘除，血液从眼底球后静脉丛涌出，用吸管取血液。

4.断头取血　常用于小白鼠和大白鼠，较大量取血，而不保留动物生命时采用本法。捏住动物的颈背部皮肤，使其头略向下倾，用剪刀剪断鼠颈，让血液滴入盛器。小白鼠可采血0.8～1.0ml，大白鼠可采血5～8ml。

5.耳静脉取血　常用于家兔。将家兔放在固定箱内，拔毛或用二甲苯棉球擦拭耳廓，使耳部血管扩张，用粗针头刺破耳缘静脉，或用刀片在血管上切口（方向可与血管平行或垂直），血液自然流出。采血完毕，用干棉球压迫止血。

6.心脏取血　常需两人合作。一人将动物背位固定，一人持配7号针头的10ml注射器，于胸壁心跳最明显处，将针头刺入心脏，直至取够血量，迅速拔出针头。

7.后肢小隐静脉取血　常用于狗，需两人合作。一人压迫静脉上端，使静脉充血，另一人持配有7号或8号针头注射器，穿刺取血，取完后以干棉球压迫止血。

8.前肢皮下头静脉取血　常用于狗。该血管在脚爪上方背侧的正前位，操作步骤同上法。

第六章
实验动物用药剂量的计算方法

一、给药剂量的确定

药物对于某种动物的适当剂量来自实践经验，不能凭空推算。为了某一目的准备给某种动物用药时，首先应该查阅该药的有关文献，了解前人的经验。如能查到为了同一目的，给相同种类动物用药的记录，那就可以直接采用。如查不到治疗剂量，但能找到半数致死量（LD_{50}），也可先用 LD_{50} 来设计剂量并进行实验。如果查不到待试动物的合适剂量，但知道其他动物的剂量或人用剂量，则需要加以换算。关于不同种类动物间用药剂量的换算，一般认为不宜简单地按体重比例增减，而须按单位体重所占体表面积的比值来进行换算。如表5所示。

表5　　　　　　　　　人和动物间按体表面积折算的等剂量比值表

	小白鼠(20g)	大鼠(200g)	豚鼠(400g)	家兔(1.5kg)	猫(2.0kg)	猴(4.0kg)	狗(12kg)	人(70kg)
小白鼠(20g)	1.0	7.0	12.25	27.8	2.97	64.1	124.2	367.9
大鼠(200g)	0.14	1.0	1.74	3.9	4.2	9.2	17.8	56.0
豚鼠(400g)	0.08	0.57	1.0	2.25	2.4	5.2	4.2	31.5
家兔(1.5kg)	0.04	0.25	0.44	1.0	1.08	2.4	4.5	14.2
猫(2.0kg)	0.03	0.23	0.41	0.92	1.0	2.2	4.1	13.0
猴(4.0kg)	0.016	0.11	0.19	0.42	0.45	1.0	1.9	6.1
狗(12kg)	0.008	0.06	0.1	0.22	0.23	0.52	1.0	5.1
人(70kg)	0.0026	0.018	0.031	0.07	0.078	0.16	0.32	1.0

例如，某一利尿药，大鼠灌胃给药时的剂量为250mg/kg。请粗略估计狗灌胃给药时的剂量。如按表5进行计算，12kg狗的体表面积为200g大白鼠的17.8倍。200g大白鼠需给 $250 \times 0.2 = 50$mg，于是狗的适当剂量应是 $50 \times 17.8/12 = 74$mg/kg。

上述不同种类动物间剂量的换算法只提供一个粗略的参考值。究竟是否恰当，只有通过实验才能了解。

二、药物浓度与给药剂量的计算

（一）药物浓度的表示方法

一定容积的溶液中所含溶质的量称为溶液浓度。常用的浓度表示方法有如下几种：

1．百分浓度　每 100ml（或 100g）溶液中所含溶质的克数或毫升数，用"%"表示。例如，25%戊巴比妥钠溶液，即指 100ml 溶液中有戊巴比妥钠 25g。计算公式为：

$$百分浓度（\%）= \frac{溶质的质量（g）}{溶液的体积（ml）} \times 100\%$$

2．比例浓度　《药典》中常见的比例浓度符号为 1:X，即指 1g 固体或 1ml 液体溶质加溶剂配成 Xml 的溶液，叫做比例浓度。如不特别指定溶剂种类时，都是以蒸馏水为溶剂。例如，重碳酸钠 15g 配成 300ml 溶液的比例浓度如下：

比例浓度 = 15:300 = 1:20

3．摩尔浓度　以 1L 溶液中所含溶质的摩尔数来表示溶液的浓度，叫做摩尔浓度，用符号 mol/L 表示。

（二）给药剂量的计算

一般按"mg/kg"或"g/kg"体重计算。例如，体重 20g 的小白鼠按每千克体重注射 15mg 盐酸吗啡计算，如果吗啡浓度为 0.1%，应注射多少毫升？

首先计算出 20g 小白鼠注射盐酸吗啡的量为 20/1000:X = 1:15，X = 0.3mg；其次计算出 0.3mg 相当于多少毫升 0.1% 的吗啡，0.1% 即 1mg/ml，所以应注射 0.1% 的盐酸吗啡 0.3ml。

下篇　各论

实验一　坐骨神经-腓肠肌标本制备
Sciatic Gastrocnemius Preparation

【实验目的】

掌握蛙类坐骨神经-腓肠肌标本的制备方法。

熟悉刺激、兴奋、兴奋性和可兴奋性组织的概念。

【实验原理】

两栖类动物的一些基本生命活动和生理功能与恒温动物近似，但其离体组织所需的生活条件比较简单，易于控制和掌握。在生理实验中，常用它们的离体组织或器官作为实验标本来观察刺激、兴奋、兴奋性的一些规律。如蟾蜍的坐骨神经-腓肠肌标本属于可兴奋性组织，在人工配制的任氏液中，其兴奋性几小时内保持不变，若给坐骨神经一个适宜刺激，可在神经、肌肉上产生一个可传导的动作电位，并出现一次明显的肌肉收缩和舒张。

【实验对象】

蛙或蟾蜍。

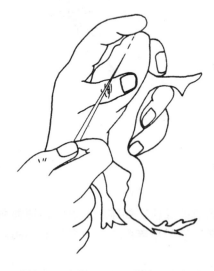

图 46　破坏蟾蜍脑和脊髓的方法

【实验材料】

蛙类手术器械（粗剪刀、组织剪、眼科剪、圆头镊、眼科镊、金属探针、玻璃分针、蛙钉或大头针、蛙板、玻璃板、培养皿、锌铜弓），手术丝线，棉花，滴管，任氏液。

【实验步骤】

1. 破坏脑和脊髓　取蟾蜍 1 只，用自来水冲洗干净。左手握住蟾蜍，用拇指按压背部，食指按压头部前端，使头前俯。右手持探针由头部前端沿正中线向尾端触划，当触划到凹陷处，即枕骨大孔所在部位，将探针由此处垂直刺入枕骨大孔，然后折向前刺入颅腔并左右搅动，捣毁脑组织。再将探针抽回至进针处，再折向后刺入脊椎管，反复提插捣毁脊髓。如果蟾蜍下颌呼吸运动消失，四肢松软，表明脑和脊髓已完全破坏。否则，须按上法再行捣毁（图 46）。

2. 剪除躯干上部及内脏　左手捏住蟾蜍脊柱，右手持粗剪刀在骶髂关节水平以上 0.5~

1cm处剪断脊柱，再沿脊柱两侧剪开腹壁，使躯干上部与内脏自然下垂，剪除躯干上部和所有内脏，留下后肢、骶骨、部分脊柱及紧贴于脊柱两侧的坐骨神经。

3.剥皮及分离下肢　左手捏住脊柱断端（注意不要压迫神经），右手捏住断端皮肤边缘，向下牵拉剥掉全部后肢皮肤。冲洗手及用过的手术器械。用任氏液冲洗下肢标本，然后沿正中线用粗剪刀将脊柱及耻骨联合中央剪开两侧下肢，并完全分离。将两下肢标本置于盛有任氏液的培养皿内备用。

4.制备坐骨神经-腓肠肌标本

（1）游离坐骨神经　取一侧下肢标本，腹面朝上放置于玻璃板上，用玻璃分针沿脊柱旁游离坐骨神经，并于靠近脊柱处穿线、结扎并剪断。轻轻提起扎线，用眼科剪刀剪去周围的结缔组织及神经分支。再将标本背面朝上放置，将梨状肌及周围的结缔组织剪去。在股二头肌与半膜肌之间的缝隙处，即坐骨神经沟，找出坐骨神经大腿段。用玻璃分针仔细分离，边分离边剪断坐骨神经所有分支，将神经一直游离到腘窝。

（2）完成坐骨神经-腓肠肌标本　将游离干净的坐骨神经轻轻搭在腓肠肌上，在膝关节周围剪去全部大腿肌肉，并用粗剪刀将股骨刮干净，在股骨中段剪断股骨（保留股骨约1cm）。在跟腱处穿线并结扎，在结扎处远端剪断跟腱。游离腓肠肌至膝关节处，轻提结扎线，然后将膝关节下方小腿其余部分剪除。这样坐骨神经-腓肠肌标本就制备完成了（图47）。

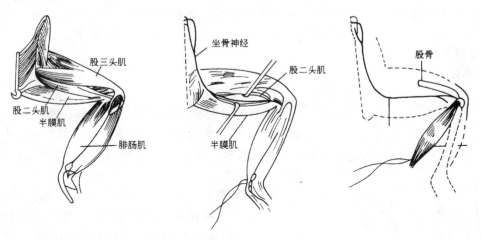

图47　坐骨神经-腓肠肌标本

【观察项目】

用浸有任氏液的锌铜弓轻轻触及坐骨神经，观察腓肠肌的反应。如腓肠肌发生迅速而明显的收缩，则表明标本的兴奋性良好。将标本置于盛有任氏液的培养皿中，以备实验之用。

【注意事项】

1.破坏脑和脊髓时，不要将蟾蜍的头部对着自己和别人的面部，以防蟾酥溅入眼内。如果蟾酥不慎溅入眼内，应立即用生理盐水冲洗。

2.制备标本过程中，避免用手牵拉或金属器械分离、夹捏神经肌肉，以免标本损伤。

3. 制备标本过程中，应随时给肌肉和神经滴加任氏液，保持湿润，以使标本保持正常的兴奋性。

4. 标本制成后，应置于任氏液中浸泡数分钟，待其兴奋性稳定后再进行实验。

【思考题】

1. 如何检测坐骨神经-腓肠肌标本的兴奋性？为什么？

2. 剥皮后的神经-肌肉标本为什么不能用自来水冲洗？

实验二　阈刺激、阈上刺激和最大刺激
Threshold，Suprathreshold and Maximal Stimulus

【实验目的】

掌握阈刺激、阈上刺激和最大刺激的概念。

【实验原理】

活的神经肌肉组织具有兴奋性，能接受刺激发生兴奋反应。标志单一细胞兴奋性大小的刺激指标一般常用阈值即强度阈值表示，阈值是指在刺激作用时间和强度-时间变化率固定不变的条件下，能引起组织细胞兴奋所需的最小刺激强度，达到这种强度的刺激称为阈刺激。单一细胞的兴奋性是恒定的，但是不同细胞的兴奋性并不相同。因此，对于多细胞的组织来说，在一定范围内，刺激与反应之间表现并非"全或无"的关系。坐骨神经和腓肠肌是多细胞组织，当单个方波电刺激作用于坐骨神经或腓肠肌时，如果刺激强度太小，则不能引起肌肉收缩，只有当刺激强度达到阈值时，才能引起肌肉发生最微弱的收缩，这时引起的肌肉收缩称阈收缩（只有兴奋性高的肌纤维收缩）。以后随着刺激强度的增加，肌肉收缩幅度也相应增大，这种刺激强度超过阈值的刺激称为阈上刺激。当刺激强度增大到某一数值时，肌肉出现最大收缩反应。如再继续增大刺激强度，肌肉的收缩幅度不再增大。这种能使肌肉发生最大收缩反应的最小刺激强度称为最适强度，具有最适强度的刺激称为最大刺激。最大刺激引起的肌肉收缩称最大收缩（所有的肌纤维都收缩）。由此可见，在一定范围内，骨骼肌收缩的大小取决于刺激的强度，这是刺激与组织反应之间的一个普遍规律。

【实验对象】

蛙或蟾蜍。

【实验材料】

蛙类手术器械，铁支架，双凹夹，肌动器，张力换能器，电子刺激器，生物信号采集处理系统或二道生理记录仪，任氏液。

【实验步骤】

1. 制备坐骨神经-腓肠肌标本（参见实验一），将标本置于任氏液中浸泡10分钟备用。

2. 连接实验仪器装置。将肌动器固定于铁支架上，张力换能器固定在肌动器的正上方；将坐骨神经-腓肠肌标本所带的股骨断端固定在肌动器上，再将标本跟腱上的结扎线系在其上方的张力换能器的悬梁臂上；调整肌动器与张力换能器之间的距离，保持垂直和适宜的紧张度；将标本的坐骨神经干搭在肌动器的电极上（图48）。

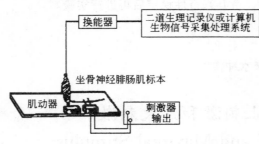

图48　坐骨神经-腓肠肌标本实验装置连接

张力换能器与二道生理记录仪多功能放大器输入相连或与计算机生物信号采集处理系统输入通道相连。刺激器的输出与肌动器的电极接线柱相连。

3. 打开二道生理记录仪记录，或打开计算机启动生物信号采集处理系统，点击菜单"实验/实验项目"，按计算机提示逐步进入张力活动的实验项目。参数设置见表6（可根据实验实际情况调整各参数）。

【观察项目】

1. 阈刺激　根据设置的刺激参数，逐次增大刺激强度，记下出现轻微收缩时的刺激强度，该刺激为阈刺激。

2. 最大刺激　再继续增大刺激强度，并记录收缩反应。观察每次增大刺激强度后，肌肉收缩曲线是否也相应增大。但当肌肉收缩达到一定程度时再增大刺激强度，肌肉收缩曲线不再继续升高，即为最大收缩，所用刺激为最大刺激，记录最大收缩时的最小刺激强度即最大刺激强度。

【注意事项】

1. 经常滴加任氏液，以保持标本湿润、具有良好的兴奋性。

2. 测定最大刺激时，刺激强度应缓慢逐渐增大，避免强度过高过快而损伤神经。

【思考题】

刺激强度与骨骼肌收缩幅度之间的关系如何？为什么？

表6　　　　　　　　　　　　　　仪器参数设置表

	参　　数	MedLab	BL-410	RM6240C	二道生理记录仪
	显示方式	记录仪		连续示波	
	扫描速度		2.5s/div	1s/div	
	走纸速度				1mm/s
采	采样间隔	1ms			
样	X轴压缩比	50:1			
参	通道	通道1　通道4	通道1	通道1	
数	DC/AC	DC　记录刺激标记	DC	DC	DC
	处理名称	张力　刺激标记	张力	张力	
	放大倍数（增益）	50~100　5~50	50~100		100
	Y轴压缩比	4:1　64:1			
	滤波	30Hz	30Hz	100Hz	30Hz
	灵敏度置档			5mV	5~2mV/cm

续表

参　　　数	MedLab	BL-410	RM6240C	二道生理记录仪
刺激模式	自动幅度调节	自动单刺激	自动单刺激	单刺激
主周期	2s			
波宽	2ms	2ms	1ms	0.5~2ms
初幅度	0.2V	0.2V（逐次递增 0.02V至1V）	0.1V 0.01V	0.2V（逐次递增 0.02V至1V）
增量	0.02V			
末幅度	1V			
脉冲数	1	1		1
延时	1ms	1ms	20ms	1ms

刺激器参数（表左侧纵向标注）

实验三　骨骼肌的单收缩和强直收缩
Single Twitch and Tetanus of Skeletal Muscle

【实验目的】

观察刺激频率和肌肉收缩反应之间的关系，了解强直收缩的形成过程。

【实验原理】

肌肉兴奋的外在表现形式是收缩。给活着的肌肉一个阈上刺激，肌肉将发生一次收缩，此收缩称为单收缩。单收缩的全过程可分为潜伏期、收缩期和舒张期。当给肌肉连续的脉冲刺激时，在刺激频率较低时，因为每一个新的刺激到来时，由前一次刺激引起的单收缩过程已经结束，于是每次刺激都引起一次独立的单收缩。当刺激频率逐渐增加到某一限度时，后一个刺激落在前一次收缩的舒张期内，于是每次新的收缩都出现在前次收缩的舒张过程中，收缩过程呈现锯齿状，此收缩称为不完全强直收缩。当刺激频率继续增加时，后一个刺激落在前一次收缩的收缩期内，肌肉则处于完全的持续收缩状态，看不出舒张的痕迹，此收缩称为完全强直收缩。

【实验对象】

蛙或蟾蜍。

【实验材料】

同实验二。

【实验步骤】

1. 制备坐骨神经-腓肠肌标本(参见实验一)，将标本置于任氏液中浸泡10分钟备用。

2. 连接实验仪器装置（同实验二）。

3. 打开二道生理记录仪记录，或打开计算机启动生物信号采集处理系统，点击菜单"实验/实验项目"，按计算机提示竹步进入记录张力活动的实验项目。参数设置见表7（可根据实验实际情况调整各参数）。

表7　　　　　　　　　　　　　　　　仪器参数设置表

参　　数		MedLab	BL-410	RM6240C	二道生理记录仪
采样参数	显示方式	记录仪		连续示波	
	扫描速度		2.5s/div	1s/div	
	走纸速度				1mm/s
	采样间隔	1ms			
	X轴压缩比	50:1			
	通道	通道1　通道4	通道1	通道4	
	DC/AC	DC　记录刺激标记	DC	DC	DC
	处理名称	张力　刺激标记	张力	张力	
	放大倍数（增益）	50~100　5~50	100		100
	Y轴压缩比	4:1　64:1			
	滤波	10Hz	30Hz	100Hz	30Hz
	灵敏度			5mV	5~2mV/cm
刺激器参数	刺激模式	自动频率调节	程控	自动单刺激	连续刺激
	串长	2s	3		
	波宽	2ms	2ms	1ms	0.5ms
	幅度	1V	1V	2V	1V
	首频率	1Hz	1Hz/s（逐次递增5Hz至20Hz/s）	1Hz	1Hz/s（逐次递增5Hz至50Hz/s）
	增量	5Hz		2Hz	
	末频率	50Hz			
	串间隔	5s	5s		
	延时	1ms	1ms	20ms	1ms

【观察项目】

1．单收缩　根据表7设置的刺激参数，将刺激频率置于低频连续刺激，描记独立的或连续的单收缩曲线。

2．不完全强直收缩　随着刺激频率逐次增加，描记出锯齿状的不完全强直收缩曲线。

3．完全强直收缩　继续逐次增加刺激频率，描记出平滑的完全强直收缩曲线。各种曲线见图49。

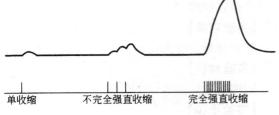

图49　蟾蜍肠肌单收缩和强直收缩

【注意事项】

1．经常滴加任氏液，以保持标本湿润、具有良好的兴奋性。

2．每次刺激标本以后，必须让肌肉有一定的休息时间，以防标本疲劳。

【思考题】

1．同一块肌肉，其单收缩、不完全强直收缩和完全强直收缩的幅度是否相同？为什么？

2. 不同的骨骼肌，引起完全强直收缩的刺激频率是否相同？为什么？

实验四 负荷对肌肉收缩的影响
Influence of Load on Muscular Contraction

【实验目的】

了解前负荷及后负荷对骨骼肌收缩的影响。

【实验原理】

肌肉收缩的效能表现为收缩时产生的张力及缩短，以及产生张力或缩短的速度。有两种负荷可影响肌肉收缩的效能：一种是在肌肉收缩前就加在肌肉上的负荷，称为前负荷。前负荷使肌肉在收缩前处于某种被拉长状态，使它在具有一定初长的情况下进行收缩。在一定范围内，增加前负荷，即增加肌肉的初长，肌肉收缩产生的张力便随之增大。能使肌肉产生最大张力的初长称为最适初长。大于或小于最适初长时，肌肉收缩产生的张力都将降低。另一种负荷是后负荷，是肌肉在开始收缩后所遇到的阻力。它不增加肌肉收缩前的初长，但能影响收缩时产生的肌张力和肌肉缩短。后负荷愈大，肌肉收缩时产生的张力愈大，开始缩短的时间愈迟，缩短的速度愈慢，缩短的幅度愈小。

【实验对象】

蛙或蟾蜍。

【实验材料】

蛙类手术器械，带有刻度的肌动器，张力换能器（等张换能器、等长换能器），砝码，铁支架，双凹夹，计算机生物信号采集处理系统或二道生理记录仪，任氏液。

【实验步骤】

1. 制备坐骨神经-腓肠肌标本(参见实验一)。

2. 按图 50 和图 51 连接实验装置，张力换能器与生物信号采集处理系统或二道生理记录仪连接。

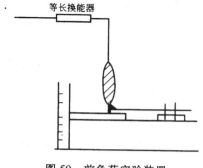

图 50 前负荷实验装置

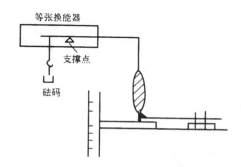

图 51 后负荷实验装置

3. 打开二道生理记录仪记录，或打开计算机启动生物信号采集处理系统，点击菜单"实验/实验项目"，按计算机提示逐步进入记录张力活动的实验项目。参数设置见表 8（可根据实验实际情况调整各参数)。

表 8 仪器参数设置表

	参　数	MedLab	BL-410	RM6240C	二道生理记录仪
	显示方式	记录仪		连续示波	
	扫描速度		2.5s/div	1s/div	
	走纸速度				1mm/s
	采样间隔	1ms			
采	X轴压缩比	50:1			
样	通道	通道1　通道4	通道1	通道1	
参	DC/AC	DC　记录刺激标记	DC	DC	DC
数	处理名称	张力　刺激标记	张力	张力	
	放大倍数(增益)	50~100　5~50	100		100
	Y轴压缩比	4:1　64:1			
	滤波	100Hz	30Hz	100Hz	30Hz
	灵敏度			5mV	5~2mV/cm
刺激器参数	刺激模式	单刺激	单刺激	单刺激	单刺激
	波宽	2ms	2ms	1ms	0.5~2ms
	幅度	1V	1V	实验中调节	1V
	延时	1ms	1ms	20ms	1ms

【观察项目】

1. 前负荷对肌肉收缩的影响　将标本固定在肌动器内，采用单个最大刺激强度刺激坐骨神经，记录肌肉收缩曲线。上下调节肌动器的位置以改变腓肠肌的初长，观察初长与肌肉收缩张力的关系。

2. 后负荷对肌肉收缩的影响　将标本固定在肌动器与等张换能器的杠杆右端，左端悬挂一砝码(其重量用肌肉本身自重约1~2g，即前负荷)，调节肌动器位置，使杠杆左端刚好与其下方的一支撑点接触，此时肌肉的长度即为初长。再在杠杆左端增加不同重量的砝码，这些砝码因不能使杠杆下压而不影响初长，它相当于后负荷。分别增加5g、10g、15g、20g等不同重量的砝码，记录肌肉缩短的长度曲线，同时观察肌肉缩短的长度和速度的关系。肌肉收缩波上升的斜率就是其速度，上升斜率越大，速度越快。斜率 = 长度/时间 = 速度，可用微分求出速度曲线，$V = dl/dt$。

3. 肌肉收缩做功的计算　W (g·cm) = 后负荷(g)×肌肉缩短距离(cm)。如果换能器杠杆两臂不等长，力臂(长臂)与重臂(短臂)的长度之比是2:1，其 W (g·cm) = 后负荷×肌肉缩短距离/2。

【注意事项】

1. 经常滴加任氏液，保持标本湿润。

2. 刺激参数固定后，实验过程中不可随意改动。

【思考题】

1. 何谓等长收缩？
2. 初长与肌肉张力的关系如何？
3. 何谓等张收缩？
4. 后负荷与收缩长度和速度之间的关系如何？

实验五 神经干动作电位的测定
Measurement of Action Potential of Neural Trunk

【实验目的】

学习生物电活动的细胞外记录法；观察坐骨神经干动作电位的基本波形、潜伏期、幅值及时程。

【实验原理】

神经组织属于可兴奋组织，当受到有效刺激时，膜电位在静息电位的基础上将发生一系列快速、可逆、可扩布的电位变化，即动作电位。动作电位可沿神经纤维传导，是神经兴奋的客观标志。在神经细胞外表面，已兴奋的部位带负电，未兴奋部位带正电。如果将两个引导电极分别置于神经干的表面，当神经干一端受刺激兴奋时，兴奋向另一端传导并依次通过两个记录电极，在显示器上可记录到两个方向相反的电位偏转波形，此波形称为双相动作电位。若在两个引导电极之间夹伤神经使其失去传导兴奋的能力，神经兴奋不能通过损伤部位，致使其中一个电极成为电位恒定的参考电极，这时只能记录到一个方向的电位偏转波形，此波形称为单相动作电位。

此外，由于坐骨神经干由许多神经纤维组成，其产生的动作电位是许多神经纤维动作电位的代数叠加，故上述电位又称为复合动作电位。由于不同神经纤维的兴奋性不同，在一定范围内，复合动作电位的幅度可随刺激强度的增加而增大。

【实验对象】

蛙或蟾蜍。

【实验材料】

蛙类手术器械，神经标本屏蔽盒，电子刺激器，计算机生物信号采集处理系统或示波器，任氏液。

【实验步骤】

1. 制备坐骨神经腓神经标本 蟾蜍坐骨神经腓神经标本制备过程与坐骨神经-腓肠肌标本的制

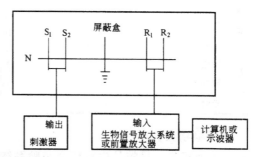

图52 神经干动作电位实验装置

作过程相仿。不同的是只分离神经，而且尽可能分离得长一些，从脊椎旁的主干下沿腓神经至踝关节止。神经两端用细线结扎后，置于任氏液中10分钟备用。

2. 一对记录电极（R_1、R_2）与生物信号采集处理系统输入通道相连或通过前置放大器与示波器输入端连接；生物信号采集处理系统的刺激输出或电子刺激器的输出与神经屏蔽盒一对刺激电极（S₁、S₂）相连；电子刺激器的"同步输出"与示波器的"外触发输入"连接；示波器的触发选择置于"同步触发"；神经屏蔽盒接地，电极接地（图52）。

3. 打开示波器显示，或打开计算机启动生物信号采集处理系统，点击菜单"实验/实验项目"，按计算机提示逐步进入神经动作电位活动的实验项目。参数设置见表9（可根据实验实际情况调整各参数）。

表9 仪器参数设置表

	参　数	MedLab		BL-410	RM6240C	示　波　器
	显示方式	记忆示波			同步触发示波	同步触发
	扫描速度			0.625ms/div	1ms/div	1~2ms/cm
	采样频率			20000Hz	40kHz	1mm/s
	采样间隔	20μs				
采	X轴压缩比	2:1				
样	通道	通道2	通道4	通道1	通道1　通道2	
参	DC/AC	AC	记录刺激标记	AC	AC	AC
	处理名称	神经干AP	刺激标记	神经干AP	神经干AP	
数	放大倍数	200~1000	5~50			
	Y轴压缩比	4:1	64:1	200		1500
	滤波	10kHz		10kHz	1kHz	1~10kHz
	时间常数			0.01s	0.001s	0.1~0.01s
	灵敏度				2mV	1~2mV/cm
	刺激模式	自动幅度调节		单刺激	单刺激	单刺激
刺	主周期	1s		1		1
激	波宽	0.1ms		0.2ms	0.2ms	0.3~0.5ms
器	初幅度	0.2V		0.2（逐次递增 0.02V至1V）	1V	0.2（逐次递增 0.02V至1V）
参	增量	0.02V				
数	末幅度	1V		1		
	脉冲数	1		1ms		
	延时	5ms			5ms	0.5ms

【观察项目】

1. 预实验　目的是检查整个实验系统的工作状态。将神经屏蔽盒的所有电极用任氏液棉球擦拭，然后将一浸湿任氏液的棉线置于刺激电极、接地电极和记录电极上。调节刺激强度由0逐渐增大，观察显示器上是否有像正弦波那样的50Hz交流电干扰。如有干扰，应检查各仪器的接地情况，以排除干扰。当显示器的扫描线上只有刺激伪迹和基本平滑的横线时，表示无交流电干扰。停止刺激，取下棉线。

2.观察复合动作电位　将神经标本用玻璃分针轻轻搭在神经屏蔽盒内的电极上，坐骨神经粗的一端置于刺激电极上，细的一端置于记录电极上。盒的底部放一浸湿任氏液的滤纸，以保持盒内的湿度，防止神经干燥。盖好屏蔽盒的盖子，以减少电磁干扰。

（1）双相动作电位　给予标本单刺激，刺激强度从最小开始，逐渐增加刺激强度，找出刚能引起微小的双相动作电位波形的刺激强度，即阈强度。继续增加刺激强度，观察动作电位幅度在一定范围内随刺激强度增加而增大的变化情况，找出最大刺激强度。读取双相动作电位上下相的幅度和持续时间（图53A）。

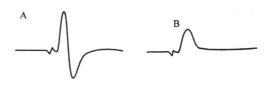

图53　神经干动作电位

（2）单相动作电位　在两个记录电极之间用眼科镊夹伤神经，便可见双相动作电位只剩下向上的第一相，而向下的第二相则消失，此即单相动作电位（图53B）。

【注意事项】

1.在神经干标本制作过程中，保持标本湿润；切勿损伤神经干。

2.神经屏蔽盒内要保持一定的湿度，但电极间不要短路。

【思考题】

1.采用细胞外记录法所记录的神经干动作电位的原理是什么？

2.在引导神经干双相动作电位时，为什么动作电位的第一相的幅值比第二相的幅值大？

3.在实验中，神经干复合动作电位的幅值可在一定范围内随刺激强度的增加而增大，这与"全或无"定律矛盾吗？

实验六　神经兴奋传导速度的测定
Measurement of Conduction Velocity on Nerve Excitation

【实验目的】

了解神经兴奋传导速度测定的基本原理和方法。

【实验目的】

神经纤维一端受到刺激而兴奋后，其动作电位可沿细胞膜传导至另一端，其传导的速度取决于神经纤维的粗细、温度、有无髓鞘等因素。测定神经纤维上动作电位传导的距离（S）与通过这段距离所用的时间（t），即可根据 $V = S/t$ 求出动作电位的传导速度。

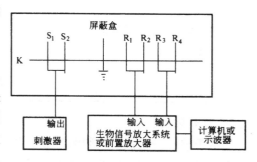

图54　实验仪器装置的连接

【实验对象】

蛙或蟾蜍。

【实验材料】

蛙类手术器械，神经标本屏蔽盒，电子刺激器，计算机生物信号采集处理系统或示波器，任氏液。

【实验步骤】

1. 制备坐骨神经腓神经标本（参见实验五）。

2. 按图54连接实验仪器装置，两对记录电极分别与生物信号放大系统或示波器的两个通道相连。

3. 打开示波器显示，或打开计算机启动生物信号采集处理系统，点击菜单"实验/实验项目"，按计算机提示逐步进入动作电位传导速度的实验项目。参数设置见表10（可根据实验实际情况调整各参数）。

表10   仪器参数设置表

	参　数	MedLab	BL-410	RM6240C	示波器
采样参数	显示方式	记忆示波		同步触发示波	同步触发
	扫描速度		0.625ms/div	1ms/div	1~2ms/cm
	采样频率		20000Hz	40kHz	1mm/s
	采样间隔	20μs			
	X轴压缩比	2:1			
	通道	通道2　通道4	通道1　通道2	通道1　通道2	
	DC/AC	AC　AC	AC　AC	AC　AC	AC
	处理名称	神经干AP　AP传导速度	神经干AP　AP传导速度	AP　AP传导速度	
	放大倍数	200~1000　200~1000	200　200		1500
	Y轴压缩比	4:1　4:1			
	滤波	10kHz	10kHz　10kHz	1kHz　1kHz	1~10kHz
	时间常数	0.2s	0.01s　0.01s	0.001s　0.001s	0.1~0.01s
	灵敏度			2mV　2mV	1~2mV/cm
刺激器参数	刺激模式	单刺激	单刺激	单刺激	单刺激
	波宽	0.1ms	0.2ms	0.2ms	0.3~0.5ms
	幅度	1V	1V	1V	1V
	延时	5ms	1ms	5ms	0.5ms

【观察项目】

给予神经一定强度的刺激，显示器上分别记录到前后两个动作电位曲线（图55）。移动生物信号采集处理系统的测量光标或示波器的扫描速度，计算出两个动作电位起点的间隔时间，即动作电位先后到达两对记录电极的时间差或动作电位从 R_1 传导到 R_3 所需的时间

(t)，再人工准确地测出 R_1 到 R_3 之间的距离 (S)，并按电脑提示输入数据，系统便会自动计算出传导速度 (m/s)。

【注意事项】

1. 制备坐骨神经腓神经标本时，应越长越好，最好达到 10cm 以上，因此宜用大蟾蜍。

2. 应精确测量两电极间的距离，以免传导速度计算值出现人为的偏差。

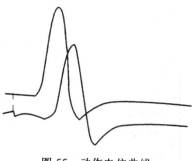

图 55　动作电位曲线

【思考题】

本实验所测得的传导速度能否代表该神经干中所有纤维的传导速度？为什么？

实验七　神经纤维兴奋性不应期的测定
Measurement of Excitability Refractory Period of Nerve Fiber

【实验目的】

了解测定不应期的原理和方法；观察神经纤维在一次兴奋过程中，其兴奋性变化的规律。

【实验原理】

可兴奋组织在接受一次刺激而兴奋后，其兴奋性会发生周期性的变化，包括绝对不应期、相对不应期、超常期和低常期，然后再恢复到正常的兴奋性水平。兴奋性的高低或有无，可以通过阈值的大小来衡量。采用前后两个刺激，第一个刺激称为"条件刺激"，用来引起神经的一次兴奋；第二个刺激称为"测试刺激"，用来测定神经兴奋性的改变。通过调节条件刺激与测试刺激之间的时间间隔，来测定神经纤维的绝对不应期。由于刺激器的双脉冲强度不能分别调节，故只能用测试刺激所引起的动作电位的消失来测定其绝对不应期。但在调节两个脉冲之间的时间间隔过程中，也可观察到测试刺激所引起的动作电位幅值的改变。

【实验对象】

蛙或蟾蜍。

【实验材料】

蛙类手术器械，神经标本屏蔽盒，电子刺激器，计算机生物信号采集处理系统或示波器，任氏液。

【实验步骤】

1. 制备坐骨神经腓神经标本（参见实验五）。

2. 连接实验仪器装置的方法基本同实验五。不同之处是用一导线将刺激器的监视输出连接到记录系统的另一个通道上，此通道可监视双脉冲刺激。

3. 打开示波器显示，或打开计算机启动生物信号采集处理系统，点击菜单"实验/实验项目"，按计算机提示逐步进入动作电位不应期活动的实验项目。参数设置见表 11（可根据实验实际情况调整各参数）。

表 11   **仪器参数设置表**

	参　　数	MedLab	BL-410	RM6240C	示　波　器
采样参数	显示方式	记忆示波		同步触发示波	同步触发
	扫描速度		0.625ms/div	1ms/div	1～2ms/cm
	采样率		20000Hz	40kHz	1mm/s
	采样间隔	20μs			
	X轴压缩比	2:1			
	通道	通道2　通道4	通道1	通道1	
	DC/AC	AC　记录刺激标记	AC	AC	AC
	处理名称	神经干 AP　刺激标记	神经干 AP		
	放大倍数	200～500　50～100	200		1500
	Y轴压缩比	8:1　16:1			
	滤波		10kHz	1kHz	1～10kHz
	时间常数	0.2s	0.01s	0.001s	0.1～0.01s
	灵敏度			2mV	1～2mV/cm
刺激器参数	刺激模式	自动间隔调节	串刺激	双脉冲刺激	双脉冲刺激
	主周期	1s	1		1
	波宽	0.1ms	0.1ms	0.2ms	0.3～0.5ms
	首间隔（间距）	10ms	10ms(逐次递减0.2ms)	20ms（逐次递减）	10ms(逐次递减0.2ms)
	增量	－0.2ms			
	末间隔	1ms	1ms		
	脉冲数	2	2		2
	延时	5ms	5ms	2ms	0.5ms
	幅度	1V	1V	1V	1V

【观察项目】

1. **引导动作电位**　按刺激器参数输出双脉冲刺激神经，调节脉冲之间的间隔时间，引导出先后两个动作电位波形。在间隔时间较大时，可先后记录出两个幅值相等的动作电位（图56）。

2. **相对不应期**　逐渐缩短双脉冲间隔时间，可见到两个动作电位逐渐靠拢，直到第二个动作电位幅度开始降低（图57）。然后再缩短间隔时间，使第二个动作电位降低到微小程度直到消失。从第二个动作电位幅度开始降低到消失，此时期为相对不应期。

3. **绝对不应期**　继续缩短双脉冲间距，使第二个刺激位于第一个动作电位的上升支和下降支的开始阶段，此时期即使增加刺激强度，也不能引起第二个动作电位，这一时期为绝对不应期。

4. **恢复**　渐渐延长双脉冲刺激的间距，使第二个动作电位再次出现。当间距时间达到一定数值时，第二个动作电位的幅度又与前一动作电位的幅度相等，则表明兴奋性已完全恢复。

【注意事项】

同实验五。

【思考题】

1. 组织发生兴奋后，其兴奋性的周期性变化有哪些？
2. 神经干不应期与单根神经纤维的不应期有何不同？

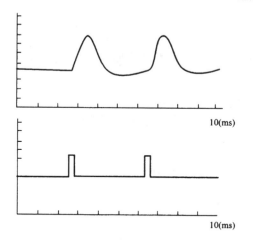

图 56 双脉冲刺激间隔时间较大时动作电位

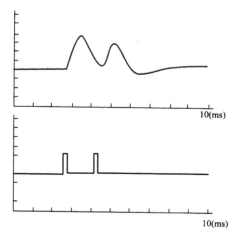

图 57 双脉冲间隔时间缩小时动作电位

实验八 神经强度-时间曲线和时值的测定
Measurement of Nerve Strength-Duration Curve and Chronaxie

【实验目的】

学习强度-时间曲线测定与绘制；了解引起兴奋所必需的刺激强度与最短刺激时间的相互关系；熟悉利用时值测定组织兴奋性。

【实验原理】

一个有效刺激包括三个要素，即刺激强度、刺激的持续时间及强度-时间的变化率。当以方波刺激时（即强度-时间变化率不变），在一定范围内，引起组织兴奋所需的最小刺激强度与该刺激的作用时间成反变关系。刺激强度越小，引起组织兴奋所需的刺激持续时间就越长。如果将引起组织兴奋的不同作用时间与其相对应的最小刺激强度用坐标图绘出，即可得到一条类似双曲线的曲线，称为强度-时间曲线。该曲线表明，当刺激时间无论延续多长，引起组织兴奋的刺激强度均不能低于某一刺激强度值，此强度值称为基强度。同样，当刺激强度无论多强，刺激作用时间也不能短于某一时间。用基强度刺激引起组织兴奋所需的最短作用时间称为利用时；两倍基强度刺激引起组织兴奋所需的最短持续时间称为时值。

【实验对象】

蛙或蟾蜍。

【实验材料】

蛙类手术器械，神经标本屏蔽盒，电子刺激器，计算机生物信号采集处理系统或示波器,任氏液。

【实验步骤】

1. 制备坐骨神经腓神经标本(参见实验五)。

2. 连接实验仪器装置(连接方法基本同实验五)。

3. 打开示波器显示,或打开计算机启动生物信号采集处理系统,点击菜单"实验/实验项目",按计算机提示逐步进入动作电位活动的实验项目。参数设置见表12(可根据实验实际情况调整各参数)。

表12   仪器参数设置表

	参　数	MedLab	BL-410	RM6240C	示波器
采 样 参 数	显示方式	记忆示波		同步触发示波	同步触发
	扫描速度		0.625ms/div	1ms/div	1~2ms/cm
	采样频率		20000Hz	40kHz	1mm/s
	采样间隔	20μs			
	X轴压缩比	2:1			
	通道	通道2　通道4	通道1	通道1	
	DC/AC	AC　记录刺激标记	AC	AC	AC
	处理名称	神经干AP　刺激标记	神经干AP		
	放大倍数	200~500　5~50	200		1500
	Y轴压缩比	4:1　64:1			1~10kHz
	滤波		10kHz	1kHz	0.1~0.01s
	时间常数	0.2s	0.01s	0.001s	1~2mV/cm
	灵敏度			2mV	
刺 激 器 参 数	刺激模式	自动幅度调节	单刺激	单刺激	单刺激
	主周期	1s	1	1	1
	波宽	100ms	100ms	实验中调节	100ms
	初幅度	0.1V	0.1V(逐次递增0.02V至1V)	0.1V	0.1V(逐次递增0.02V至1V)
	增量	0.02V		0.02V	
	末幅度	1V	1	1V	1
	脉冲数	1		1	
	延时	5ms	1ms	5ms	0.5ms

【观察项目】

1. 测定基强度和利用时　给予方波刺激,调节刺激脉冲波宽达100ms以上,刺激强度从0.1V开始逐渐增大,直至显示器上出现动作电位波形,此时的刺激强度为该神经干基强度。然后保持基强度不变,脉冲波宽从0.1ms开始,逐次递增脉冲波宽,使动作电位刚好出现时的脉冲波宽即为利用时。

2. 测定时值　用两倍基强度刺激坐骨神经,调节脉冲波宽,使动作电位刚好出现时的波宽值即为时值。

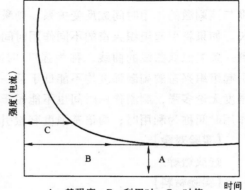

A:基强度;B:利用时;C:时值

图58　强度-时间曲线

绘制强度-时间曲线分别以 1.5、2、3、4、5、6……倍基强度的刺激作用于神经干，找出各强度引起动作电位的最短作用时间（波宽），将所得的结果绘在坐标纸上，横坐标（X轴）代表刺激作用时间，纵坐标（Y轴）代表刺激强度（图 58）。

【注意事项】

同实验五。

【思考题】

用哪些指标可以衡量组织兴奋性的高低？

实验九　肌电图描记
Tracing Electromyogram

【实验目的】

了解肌电图描记的常规方法；观察正常肌电图的波形和拮抗肌交替抑制的电活动。

【实验原理】

骨骼肌是可兴奋细胞，其收缩之前先产生电变化。如果将电极刺入人体和动物肌肉或置于体表部位可记录到肌肉电活动的图形，称为肌电图。肌肉的电活动可随肌肉收缩的强弱而改变。如果将表面电极置于关节周围的拮抗肌皮肤表面，可观察到关节屈伸运动时拮抗肌交替抑制的电活动。

【实验对象】

人。

【实验材料】

同心针形电极，表面电极，肌电图机或计算机生物信号采集处理系统，电极糊，75％酒精棉球，胶布。

【实验步骤】

1. 固定表面电极　用酒精棉球擦拭待测肌肉皮肤表面，将涂有电极糊的两个表面电极（相距约 2cm）沿肌肉纵行方向贴附待测肌肉皮肤表面，以胶布固定。表面电极导线插入肌电图机输入插孔，或与计算机生物信号采集处理系统的输入通道连接。在距离引导电极稍远处的皮肤上固定接地电极，连于肌电图机的接地插头。

2. 刺入针形电极　用酒精消毒皮肤，将无菌的针电极经皮肤刺入肌肉，电极导线插入肌电图机输入插孔，或与计算机生物信号采集处理系统的输入通道连接。

3. 打开肌电图机记录，或打开计算机启动生物信号采集处理系统，点击菜单"实验/实验项目"，按计算机提示逐步进入肌电图实验项目。参数设置见表 13（可根据实验实际情况调整各参数）。

【观察项目】

1. 受试者安静，肌肉放松。此时，由于上运动神经元无冲动下传，肌肉无兴奋反应，称电静息。

2. 移动针形电极，当针尖刺激肌纤维的瞬间，屏幕可见电位变化波形，时程约 100ms，电压约 1~3mV，称插入电位。

3．受试者轻度运动被测肌肉，观察针电极记录出的单个运动单位的电位波形，波形可呈双相、单相或三相。表面电极记录出多个神经肌单位的综合电位波形。

4．受试者进行由弱到强的运动，观察两种电极记录出的肌电变化。

5．用酒精棉球消毒肱二头肌和肱三头肌表面皮肤，将两对表面电极分别固定在肱二头肌和肱三头肌表面皮肤上。受试者做肘关节屈曲运动，可记录出屈肌的电活动，而伸肌没有肌电活动。

6．受试者做肘关节交替屈伸运动，观察屈肌和伸肌交替出现的肌电活动。

【注意事项】

1．针形电极要求无菌，皮肤要求严格消毒。

2．被测肌肉可选用四肢较发达肌肉，如肱二头肌、股四头肌、小腿三头肌、三角肌等。

3．检查地线是否接好。

【思考题】

针电极与表面电极记录出的肌电图波形有何不同？

表 13		仪器参数设置表		
采样参数	MedLab	BL-410	RM6240C	肌电图机
显示方式	记忆示波		连续示波	
扫描速度		0.625ms/div	2s/div	20ms/cm
采样频率		20000Hz	20Hz	
采样间隔	20μs			
X 轴压缩比	10:1			
通道	通道 1	通道 1	通道 1	
DC/AC	AC	AC	AC	AC
处理名称	肌电	肌电	肌电	
放大倍数	200~1000	200~1000		
Y 轴压缩比	4:1			
滤波	10kHz	10kHz	10Hz	1kHz
时间常数	0.2s	0.01s	1s	0.01s
整机灵敏度			200μV	100μV/cm
增益				1000 倍

实验十　血细胞比容
Hematocrit

【实验目的】

学习血细胞比容的测定方法。

【实验原理】

血细胞在血液中所占的容积百分比称为血细胞比容。将一定量的抗凝血置于 2.5mm 的平底分血计中，用离心沉淀的方法使血细胞与血浆分离。离心后，血细胞下沉，彼此压紧而又不改变每一个红细胞的正常形态，根据分血计上的刻度计算出血细胞的比容。正常成年男性为 40%～50%，女性为 37%～48%。

【实验对象】

人或兔。

【实验材料】

离心机，玻璃试管，试管架，2.5mm 平底分血计，吸管，止血带，消毒注射器，75% 酒精棉球，碘酒，3.8%柠檬酸钠溶液。

【实验步骤】

1．采血 如采集人血，用消毒而又干燥的注射器和针头由肘正中静脉抽取；如用兔血可从颈总动脉放血。取血 2ml，立即将血液沿管壁缓缓注入已盛有 3.8% 柠檬酸钠溶液干燥的试管中，用拇指堵住管口，轻轻倒转试管 2～3 次，使血液与抗凝剂充分混合。用吸管从试管内吸取抗凝的全血，然后将吸管插入分血计底部，慢慢将血液注入分血计至刻度"10"为止。

2．离心 用天平称重，使离心机旋转轴两侧相应的两个套筒及其内容物的总重量相等。开动离心机，初速为 100 转/分，然后加速至 3000 转/分，离心 30 分钟，再使转速逐渐减慢而停止。

【观察项目】

取出分血计仔细观察，可见下段为深红色血柱，即为红细胞；上段淡黄色液体为血浆；在两段之间有一白色薄层为白细胞和血小板。自下而上读取血细胞所在的刻度即为血细胞比容。

【注意事项】

1．抗凝剂要新鲜，器皿均应清洁干燥。

2．自采血起，应在 2 小时内完成实验，以免溶血和水分蒸发，影响红细胞比容。

【思考题】

测定血细胞比容的生理意义是什么？

实验十一 红细胞渗透脆性测定
Erythrocyte Osmotic Fragility Test

【实验目的】

学习红细胞渗透脆性的测定方法；了解细胞外液的渗透压对维持细胞正常形态和功能的重要性。

【实验原理】

在临床或生理实验中使用的各种溶液，其渗透压与血浆渗透压相等的称为等渗溶液，如 0.9%NaCl 溶液；其渗透压高于或低于血浆渗透压的溶液称为高渗溶液或低渗溶液。红细胞在等渗溶液中其形态和大小可保持不变。若将红细胞置于渗透压递减的一系列低渗盐溶液中，红细胞逐渐胀大甚至破裂而发生溶血。正常红细胞膜对低渗盐溶液具有一定的抵抗力，这种抵抗力的大小可作为红细胞渗透脆性的指标。对低渗盐溶液抵抗力小，表示渗透脆性高，红细胞容易破裂；反之，表示脆性低。正常人的红细胞一般在 0.42% 氯化钠溶液中开始溶血，在 0.35% 氯化钠溶液中完全溶血。

【实验对象】

人或家兔。

【实验材料】

试管架，小试管 10 支，2ml 吸管 3 支，消毒的 2ml 注射器及 8 号针头，棉签，1% 氯化钠溶液，蒸馏水，75% 酒精，4% 碘酒。

【实验步骤】

1. 制备不同浓度的低渗盐溶液　取干燥洁净的小试管 10 支，编号排列在试管架上，按表 14 所示，分别向试管内加入 1% 氯化钠溶液和蒸馏水并混匀，配制成 0.70%～0.25% 的 10 种不同浓度的氯化钠低渗溶液。

表 14				低渗氯化钠溶液的配制及浓度						
试　剂	1	2	3	4	5	6	7	8	9	10
1% NaCl 溶液（ml）	1.40	1.30	1.20	1.10	1.00	0.90	0.80	0.70	0.60	0.50
蒸馏水（ml）	0.60	0.70	0.80	0.9	1.00	1.10	1.20	1.30	1.40	1.50
NaCl 浓度（%）	0.70	0.65	0.60	0.55	0.50	0.45	0.40	0.35	0.30	0.25

2. 采血　用干燥的 2ml 注射器从兔耳缘静脉取血 1ml（如采人血则须严格消毒，从肘正中静脉取血 1ml），立即依次向 10 支试管内各加 1 滴血液，轻轻颠倒混匀，切勿用力振荡，室温下静置 1 小时，然后根据混合液的色调进行观察。

【观察项目】

1. 如果试管内液体下层为混浊红色，上层为无色透明，说明红细胞完全没有溶血。

2. 如果试管内液体下层为混浊红色，而上层出现透明红色，表示部分红细胞破裂，称为不完全溶血。

3. 如果试管内液体完全变成透明红色，说明红细胞全部破裂，称为完全溶血。此时该溶液浓度即为红细胞最大抵抗力。

4. 记录红细胞脆性范围，即最小抵抗力时的溶液浓度和最大抵抗力时的溶液浓度。

【注意事项】

1. 不同浓度的低渗氯化钠溶液的配制应准确。

2. 小试管必须清洁干燥。

3. 在光线明亮处进行观察。

4. 各管加血量应相同，加血时持针角度应一致。

5. 血液滴入试管后，立即轻轻混匀，避免血液凝固和假象溶血。

【思考题】

1．为什么同一个体不同红细胞的渗透脆性不同？

2．测定红细胞渗透脆性有何临床意义？

3．输液时为何要输等渗溶液？

实验十二　红细胞沉降率测定
Erythrocyte Sedimentation Rate Test

【实验目的】

学习血沉的魏氏（Westergen）测量法。

【实验原理】

　　将加有抗凝剂的血液置于一支小直管（血沉管）中，室温下静置 1 小时，由于红细胞的比重比血浆大，故红细胞因重力而下沉。通常以第 1 小时末红细胞下沉的距离来表示红细胞沉降的速度，称红细胞沉降率（ESR），简称血沉。血沉的快慢取决于红细胞是否相互叠连，红细胞叠连后，表面积与容积之比减小，因而与血浆的摩擦力减小，沉降加快。而红细胞叠连的形成主要取决于血浆的成分。临床上某些疾病可引起血沉加快。因此，红细胞沉降试验具有临床诊断意义。

【实验对象】

人或家兔。

【实验材料】

　　魏氏沉降管，血沉固定架，试管架，2ml 吸管，小吸管，消毒 5ml 注射器及 8 号针头，棉签，75% 酒精棉球，碘酒，3.8% 柠檬酸钠溶液。

【实验步骤】

　　1．将 3.8% 柠檬酸钠溶液 0.4ml 加入小试管内。从兔颈总动脉取血 2ml（若采人血则须严格消毒，从肘正中静脉取血 2ml），将 1.6ml 血液注入加有抗凝剂的小试管内，轻轻颠倒小试管 3～4 次，使血液与抗凝剂充分混匀。

　　2．用干燥的魏氏沉降管从小试管内吸血至刻度"0"点为止，管内不能有气泡，拭去下端管口外面的血液。

　　3．将沉降管垂直静置于固定架上并计时。

【观察项目】

1 小时末，读取红细胞下沉的毫米数，该值即为血沉值（mm/h）。

【注意事项】

1．抗凝剂应新鲜，血液与抗凝剂的容积比为 4:1。

2．一切器具均应清洁干燥。

3．自采血时起，应在 2 小时内完成实验，否则会影响结果的准确性。

4．若红细胞上端成斜坡或尖锋形时，应读取斜坡部分的中点数值。

【思考题】

1．为什么红细胞沉降速度慢，比较稳定地悬浮于血浆中？

2．影响血沉的因素有哪些？

3．如何证实影响血沉的快慢取决于血浆而不是红细胞？

实验十三　血液凝固
Blood Coagulation

【实验目的】

观察影响血液凝固的某些因素。

【实验原理】

血液由流动的溶胶状态变成不能流动的凝胶状态，这一过程称血液凝固。此过程受许多理化因素和生物因素的影响。当控制这些因素时，便能加速、延缓，甚至阻止血液凝固。

【实验对象】

家兔。

【实验材料】

小试管，滴管，1ml 吸管，100ml 烧杯，温度计，恒温水浴，冰块，3% 氯化钙溶液，3.8%柠檬酸钠溶液，生理盐水。

【实验步骤】

1．制备抗凝血浆　从兔颈总动脉或股动脉抽取 20ml 血液，置于装有适量 3.8%柠檬酸钠溶液的玻璃器皿内，轻轻混匀。然后置于离心机以 3000 转/分离心 30 分钟，取出，抽取淡黄色上清液即抗凝血浆。

2．制备肺组织浸液　取新鲜兔肺脏，洗净血液，剪成小碎块置于烧杯中。在烧杯中加入 3~4 倍生理盐水混匀，放冰箱中备用。

【观察项目】

1．钙离子及温度对血凝的影响　取小试管 4 支并编号 1、2、3、4。分别加入抗凝血浆 10 滴。然后按表 15 的实验条件进行操作，比较血液凝固时间。

表 15　　　　　　　　　钙离子及温度对血凝的影响

试管编号	抗凝血浆（滴）	蒸馏水（滴）	实验条件 3%$CaCl_2$（滴）	室温	冰水	37℃恒温水浴	凝固时间
1	10	1~2		+			
2	10		1~2	+			
3	10		1~2		+		
4	10		1~2			+	

注：每隔 10~15s 慢慢倾斜试管，血浆不流动时即为凝固。

2. 内源性及外源性凝血时间比较 取小试管 2 支并编号 1、2。分别加入抗凝血浆 10 滴。然后按表 16 的实验条件进行操作，比较血液凝固时间。

表 16 内源性及外源性凝血时间比较

试管编号	抗凝血浆（滴）	3%CaCl₂（滴）	生理盐水（滴）	肺组织浸液（滴）	室温	凝固时间
1	10	1～2	1～2		+	
2	10	1～2		1～2	+	

3. 去纤维蛋白血 取 100ml 烧杯一只，自兔颈总动脉或股动脉放血。边放血，边用竹签按同一方向搅拌，使凝血过程中产生的纤维蛋白缠绕到竹签上，直到血液中的纤维蛋白全部去除。用水轻轻冲洗竹签上的血，观察纤维蛋白的形状和颜色，以及去纤维蛋白的血液是否还会凝固。

【注意事项】

1. 准确记录凝血时间。

2. 不应过于频繁摇动试管，应每隔 30s 将试管倾斜，试管内血浆不再流动为已凝固的标准。

3. 每管滴加试剂的量要一致。

【思考题】

1. 体外抗凝的机制是什么？

2. 温度如何影响血液凝固？

实验十四 出血时间测定
Bleeding Time Test

【实验目的】

本实验的目的是了解出血时间的测定方法及临床意义。

【实验原理】

出血时间是指从刺破皮肤毛细血管后，开始出血到出血停止所需的时间。当毛细血管和小血管受损伤时，受伤的血管立即收缩，局部血流减慢，血小板发生粘着与聚集，同时血小板释放血管活性物质及 ADP，形成血小板血栓，有效堵住伤口使出血停止。因此，测定出血时间可了解毛细血管的功能及血小板的质和量。正常人的出血时间约为 1～4 分钟。

【实验对象】

人。

【实验材料】

采血针、吸水纸、秒表、消毒棉球、75% 酒精棉球。

【实验步骤】

1. 用75%酒精棉球消毒耳垂或无名指端，用消毒采血针刺入2～3mm深，让血自然流出，勿挤压，自血液流出时起计算时间。

2. 每隔30s用吸水纸吸干流出的血液一次，注意吸水纸勿接触伤口，以免影响结果的准确性。

【观察项目】

记录开始出血至止血的时间，或计算吸水纸上的血点数并除以2即为出血时间。

【注意事项】

1. 刺血过程应严格消毒，采血针要一人一针，不能混用。

2. 针刺皮肤不要太浅，使血自然流出，不要挤压。

3. 如果出血时间超过15分钟，应停止实验，进行止血。

【思考题】

1. 生理性止血过程包括什么？

2. 什么情况下出血时间延长？

实验十五　凝血时间测定
Coagulation Time Test

【实验目的】

了解凝血时间的测定方法及临床意义。

【实验原理】

凝血时间是指血液从离开血管后至完全凝固所需的时间。凝血时间的长短取决于凝血因子的量与活性，而受血小板的数量及毛细血管的脆性影响较小。凝血时间延长，表示凝血功能失常，往往是由于血浆中缺乏某种凝血因子所致。临床上某些血液病如血友病、维生素K缺乏症的鉴别，需要测定凝血时间。凝血时间正常值：玻片法2～5分钟，试管法4～12分钟。

【实验对象】

人。

【实验材料】

采血针，玻片，秒表，棉球，棉签，试管架，小试管，消毒5ml注射器，75%酒精棉球，碘酒。

【实验步骤与项目观察】

1. **玻片法**　用75%酒精棉球消毒耳垂或指尖，用消毒的采血针刺入2～3mm深，让血自然流出，用干棉球轻轻拭去第一滴血液，待血液重新自然流出，立即开始计时，以清洁干燥的载玻片接取血液一滴，2分钟后，每隔30s用针尖轻挑血一次，直至挑起细纤维蛋白丝为止，所需时间即为凝血时间。

2. **试管法**　碘酒、酒精消毒皮肤，由静脉采血1ml并计时，将血置于试管中，然后每隔 30s 将试管倾斜一次，观察血液是否流动，直到血液凝固为止。

【注意事项】

1. 用针挑血时应沿血滴边缘向里的方向轻挑，30s 一次，不要频繁。

2. 用试管法时，试管必须清洁，不得混入组织液，不能有泡沫，倾斜试管动作要轻，角度要小。

【思考题】

1. 凝血时间与出血时间有何不同？

2. 测定凝血时间有何临床意义？

实验十六　ABO 血型鉴定
Determination of ABO Blood Group

【实验目的】

了解 ABO 血型系统的分型依据及血型鉴定方法。

【实验原理】

血型是指血细胞膜上特异的凝集原（抗原）类型。ABO 血型系统的分型是以红细胞膜上所含的凝集原种类为依据的，红细胞膜上含 A 凝集原为 A 型，其血清中含抗 B 凝集素（抗体）；红细胞膜上含 B 凝集原为 B 型，其血清中含有抗 A 凝集素；红细胞膜上含 A、B 两种凝集原为 AB 型，其血清中不含抗 A、抗 B 凝集素；红细胞膜上既不含 A 凝集原，也不含 B 凝集原为 O 型，其血清中既含抗 A 凝集素也含抗 B 凝集素。ABO 血型鉴定原理就是根据抗原抗体是否发生凝集反应。鉴定方法是用已知的标准 A、B 血清与鉴定人的血液相混合，依其发生凝集反应的结果来判断被鉴定人红细胞表面所含的抗原种类。

【实验对象】

人。

【实验材料】

刺血针，人类标准 A、B 型血清，玻片，滴管，消毒镊子，消毒牙签，消毒干棉球，显微镜，75%酒精棉球，0.9%氯化钠溶液（生理盐水）。

【实验步骤】

1. 取一载玻片，用红蜡笔在玻片上一分为二划好记号，两角分别标上 A 型（抗 B）、B 型（抗 A）标记。

2. 分别将标准抗 B 血清与标准抗 A 血清各一滴滴在已划好记号的玻片上。

3. 75%酒精棉球消毒左手无名指端或耳垂，用消毒采血针刺破皮肤，用消毒牙签一端采一滴血，与玻片的一侧标准血清混匀；再挤一滴血，用牙签的另一端采集一滴血与玻片的另一侧标准血清混匀。

【观察项目】

1. 静置数分钟后，用肉眼观察红细胞有无凝集现象，如无凝集现象，可再静置 15 分钟，再观察。

2．区分红细胞凝集与红细胞叠连。轻轻晃动玻片，若红细胞可散开表明是叠连现象；若红细胞不能散开并有凝血块或凝集颗粒，表明是凝集现象。

【注意事项】

1．用牙签将血液与标准血清混匀时，谨防两种血清接触。

2．血清必须新鲜，污染后可产生假凝集。

3．肉眼看不清凝集现象时，应在显微镜下观察。

【思考题】

1．你的血型是何型？可给哪些血型的人输血？是大量还是少量？为什么？

2．你可接受哪些血型的血？是大量还是少量？为什么？

实验十七 蛙心起搏点的分析
Analysis of Pacemaker in Frog Heart

【实验目的】

采用斯氏结扎法观察蛙心起搏点，并分析心脏兴奋传导顺序。

【实验原理】

心脏特殊传导系统具有自律性，不同部位的自律组织其自律性不同。哺乳类动物窦房结自律性最高，房室交界区次之，浦肯野纤维最低。正常心脏兴奋传导由窦房结开始，经心肌特殊传导组织相继引起心房、心室的兴奋和收缩。哺乳类动物的心脏起搏点是窦房结，两栖类动物的心脏起搏点是静脉窦。

【实验对象】

蛙或蟾蜍。

【实验材料】

蛙类手术器械，棉球，丝线，任氏液。

【实验步骤】

1．取蟾蜍，用探针破坏中枢神经系统，仰卧位固定于蛙板。

2．自剑突向两侧角方向手术，打开胸腔，剪去胸骨，暴露心脏。

3．剪开心包膜（参见图59），识别心房、心室、房室沟、动脉圆锥、动脉干、静脉窦、窦房沟（半月线）。观察静脉窦、心房和心室的活动顺序及各部位的速率。

4．在主动脉干下穿线备用。

【观察项目】

1．观察静脉窦、心房、心室每分钟跳动的次数及跳动的顺序，并计数。

2．按图60所示，在静脉窦和心房交界的半月形白线（窦房沟）处用线结扎（斯氏第一扎），观察到心房和心室停跳，但静脉窦仍在跳动。

3．在第一结扎后，约经15～30分钟，房室可恢复跳动（为促其恢复，可用镊柄轻叩房

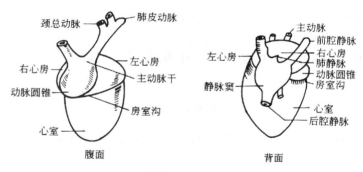

图 59 蛙心外形

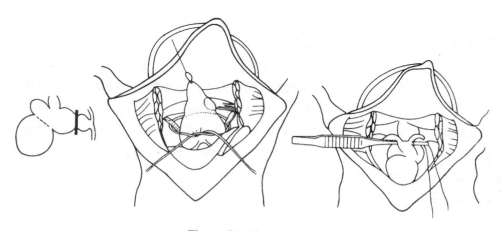

图 60 斯氏第一结扎

室交界区）。分别计数静脉窦、心房和心室跳动频率，注意是否一致。

4. 于房室沟进行第二结扎（斯氏第二扎），观察并计数静脉窦、心房、心室跳动情况。

比较第一和第二结扎前后，静脉窦、心房、心室跳动频率，将实验结果填入下表，分析心脏各部分的自律性及传导顺序。

结扎 \ 速率 \ 部位	静脉窦	心房	心室
结扎前			
第一扎			
第二扎			

【注意事项】

1. 破坏中枢要彻底，防止上肢肌紧张，影响暴露手术野。

2. 实验中经常用任氏液湿润心脏。

3. 第一结扎时，注意勿扎住静脉窦。第一结扎后，如心房、心室长时间不恢复跳动，可提前进行第二结扎而促使心房、心室恢复跳动。

【思考题】

本次实验能否证实心房和心室的特殊传导组织具有自动节律性？为什么？

实验十八　期前收缩与代偿间歇
Premature Systole and Compensatory Pause

【实验目的】

通过在心脏活动不同时期给予刺激，以验证心肌在兴奋进程中兴奋周期性变化的特征。

【实验原理】

心肌每兴奋一次，其兴奋性就发生一次周期性的变化。心肌兴奋性的特点在于其有效不应期特别长，约相当于整个收缩期和舒张早期。因此，在心脏的收缩期和舒张早期内，任何刺激均不能引起心肌兴奋和收缩。但在舒张早期以后，一次较强的阈上刺激就可以在正常节律性兴奋到达心肌以前产生一次提前出现的兴奋和收缩，称之为期前兴奋和期前收缩。同理，期前兴奋也有不应期。因此，下一次正常的窦性节律性兴奋到达时正好落在期前兴奋的有效不应期内，便不能引起心肌兴奋和收缩，这样，期前收缩之后就会出现一个较长的舒张期，称为代偿间歇。

【实验对象】

蛙或蟾蜍。

【实验材料】

蛙类手术器械，铁支架，张力换能器，滴管，蛙心夹，微调固定器，刺激电极，生物信号采集处理系统或二道生理记录仪，任氏液。

【实验步骤】

1．蛙心标本制备

（1）取蟾蜍，破坏脑和脊髓，仰卧位固定于蛙板上。从剑突下将胸部皮肤向上剪开（或剪掉），再剪掉胸骨，打开心包，暴露心脏。

（2）将有连线的蛙心夹在心室舒张期夹住心尖，蛙心夹的线头连至张力换能器的悬梁臂。此线应有一定的紧张度。将刺激电极固定于铁支架，使其两极与心室接触。

2．连接实验仪器装置　张力换能器接生物信号采集处理系统第一通道（亦可选择其他通道）或二道生理记录仪。刺激电极与生物信号采集处理系统的刺激输出口相连。

3．蟾蜍心室期前收缩与代偿间歇的观察　打开二道生理记录仪记录，或打开计算机启动生物信号采集处理系统，点击菜单"实验/实验项目"，按计算机提示逐步进入期前收缩与代偿间歇的实验项目。参数设置见表17（可根据实验实际情况调整各参数）。

表 17 仪器参数设置表

<table>
<tr><td colspan="2">参　数</td><td>Medlab 系统</td><td>BL-410 系统</td><td>RM6240B/C 系统</td><td>二道生理记录仪</td></tr>
<tr><td rowspan="10">采
样
参
数</td><td>显示方式</td><td>记录仪</td><td></td><td>连续示波</td><td></td></tr>
<tr><td>扫描速度</td><td></td><td>1.0s/div</td><td>1.0s/div</td><td>1mm/s</td></tr>
<tr><td>采样间隔</td><td>2ms</td><td></td><td>400Hz</td><td></td></tr>
<tr><td>X 轴压缩比</td><td>50 : 1</td><td></td><td></td><td></td></tr>
<tr><td>通道</td><td>通道 1　通道 4</td><td>通道 1</td><td>通道 1</td><td>多功能放大器 DC</td></tr>
<tr><td>DC/AC</td><td>DC　记录刺激标记</td><td>DC</td><td>DC</td><td></td></tr>
<tr><td>处理名称</td><td>张力　刺激标记</td><td>张力</td><td>张力</td><td>张力</td></tr>
<tr><td>放大倍数</td><td>50～100　5～50</td><td>100</td><td>10mV</td><td>100</td></tr>
<tr><td>Y 轴压缩比</td><td>4 : 1　64 : 1</td><td></td><td></td><td></td></tr>
<tr><td>滤波</td><td>30Hz</td><td>10Hz</td><td>10Hz</td><td>30Hz</td></tr>
<tr><td></td><td>灵敏度</td><td></td><td></td><td></td><td>2～5mV</td></tr>
<tr><td rowspan="4">刺
激
器
参
数</td><td>刺激模式</td><td>单刺激</td><td>单刺激</td><td>单刺激</td><td>单刺激</td></tr>
<tr><td>延时</td><td>1ms</td><td>1ms</td><td>1ms</td><td>1ms</td></tr>
<tr><td>波宽</td><td>5ms</td><td>5ms</td><td>5ms</td><td>5ms</td></tr>
<tr><td>幅度</td><td>0.5V</td><td>0.5V</td><td>0.8V</td><td>0.5V</td></tr>
</table>

【观察项目】

1．描记正常蛙心的搏动曲线，观察曲线的收缩相和舒张相。

2．用中等强度的单刺激分别在心室收缩期和舒张早期刺激心室，观察能否引起期前收缩。

3．用同等强度的刺激在心室舒张早期之后刺激心室，观察有无期前收缩的出现。刺激如能引起期前收缩，观察其后是否出现代偿间歇。

【注意事项】

1．破坏蟾蜍脑和脊髓要完全。

2．蛙心夹与张力换能器间的连线应有一定的紧张度。

3．注意滴加任氏液，以保持蛙心适宜的环境。

【思考题】

1．在心脏的收缩期和舒张早期分别给予心室一中等强度的阈上刺激能否引起期前收缩，为什么？

2．在期前收缩之后为什么会出现代偿间歇？

3．在什么情况下期前收缩之后可以不出现代偿间歇？

4．心肌存在不应期的实验依据是什么？

实验十九　影响心脏活动的体液因素
Factors of Body Fluid for Affecting Heart Activities

【实验目的】

学习离体蛙心的灌流方法，并观察钠离子、钾离子、钙离子、肾上腺素、乙酰胆碱等体液因素对心脏活动的影响。

【实验原理】

作为蛙心起搏点的静脉窦能按一定节律自动产生兴奋，因此，只要将离体的蛙心保持在适宜的环境中，在一定时间内仍能产生节律性兴奋和收缩活动；另一方面，心脏正常的节律性活动有赖于内环境理化因素的相对稳定，若改变灌流液的成分，则可引起心脏活动的改变。

【实验对象】

蛙或蟾蜍。

【实验材料】

蛙类手术器械，任氏液，滴管，蛙心夹，蛙心插管，微调固定器，铁支架，滑轮，搪瓷杯，丝线，张力换能器，生物信号采集处理系统或二道生理记录仪，0.65%氯化钠溶液，3%氯化钙溶液，1%氯化钾溶液，1:10000肾上腺素溶液和1:10000乙酰胆碱溶液。

【实验步骤】

1．离体蛙心制备

（1）取蟾蜍，毁坏脑和脊髓，仰卧位固定于蛙板上。从剑突下将胸部皮肤向上剪开（或剪掉），然后剪掉胸骨，打开心包，暴露心脏。

（2）在主动脉干下方穿引两根线，一条在主动脉上端结扎作插管时牵引用，另一根则在动脉圆锥上方系一松结，用于结扎和固定蛙心插管。

（3）左手持左主动脉上方的结扎线，用眼科剪在松结上方左主动脉根部剪一小斜口，右手将盛有少许任氏液的大小适宜的蛙心插管由此剪口处插入动脉圆锥。当插管头部到达动脉圆锥时，再将插管稍稍后退，并转向心室中央方向，在心室收缩期插入心室。判断蛙心插管是否进入心室，可根据插管内任氏液的液面是否能随心室的舒缩而上下波动来定。如蛙心插管已进入心室，则将预先准备好的松结扎紧，并固定在蛙心插管的侧钩上，以免蛙心插管滑出心室。剪断主动脉左右分支。

（4）轻提起蛙心插管以抬高心脏，用一线在静脉窦与腔静脉交界处作一结扎，结扎线应尽量向下移，以免伤及静脉窦。在结扎线外侧剪断所有组织，将蛙心游离出来。

（5）用任氏液反复换洗蛙心插管内含血的任氏液，直至蛙心插管内无血液残留为止。此时，离体蛙心已制备成功，可供实验。

2．连接实验仪器装置

（1）将蛙心插管固定在铁支架上，用蛙心夹在心室舒张期夹住心尖，并将蛙心夹的线头连至张力换能器的悬梁臂上。此线应有一定的紧张度。

（2）张力换能器输出线接生物信号采集处理系统第一通道（亦可选择其他通道）或二道生理记录仪。

3. 打开二道生理记录仪记录，或打开计算机启动生物信号采集处理系统，点击菜单"实验/实验项目"，按计算机提示逐步进入离体蛙心灌流的实验项目。参数设置见表18（可根据实验实际情况调整各参数）。

表 18 　　　　　　　　　　　　　　　　**仪器参数设置表**

	参　　数	Medlab 系统	BL-410 系统	RM6240B/C 系统	二道生理记录仪
采 样 参 数	显示方式	记录仪		连续示波	
	扫描速度		1.0s/div	2.0s/div	1mm/s
	采样间隔	2ms	400Hz	400Hz	
	X轴压缩比	50:1			
	通道	通道1	通道1	通道1	多功能放大器
	DC/AC	DC	DC	DC	DC
	处理名称	张力	张力	张力	张力
	放大倍数（增益）	50~100	5mV	5.0mV	100
	Y轴压缩比	4:1			
	滤波		10Hz	10Hz	30Hz

【观察项目】

1. 描记正常的蛙心搏动曲线，注意观察心跳频率、强度及心室的收缩和舒张程度。

2. 把蛙心插管内的任氏液全部更换为0.65%氯化钠溶液，观察心跳变化。

3. 吸出0.65%氯化钠溶液，用任氏液反复换洗数次，待曲线恢复稳定状态后，再在任氏液内滴加3%氯化钙溶液1~2滴，观察心跳变化。

4. 将含有氯化钙的任氏液吸出，用任氏液反复换洗，待曲线恢复稳定状态后，在任氏液中滴加1%氯化钾溶液1~2滴，观察心跳变化。

5. 将含有氯化钾的任氏液吸出，用任氏液反复换洗，待曲线恢复稳定状态后，再在任氏液中加1:10000的肾上腺素溶液1~2滴，观察心跳变化。

6. 将含有肾上腺素的任氏液吸出，用任氏液反复换洗，待曲线恢复稳定状态后，再在任氏液中加1:10000的乙酰胆碱溶液1~2滴，观察心跳变化。

【注意事项】

1. 制备蛙心标本时，勿伤及静脉窦。

2. 上述各实验项目，一旦出现效应，应立即用任氏液换洗，以免心肌受损，而且必须待心跳恢复稳定状态后方能进行下一步实验。

3. 蛙心插管内液面应保持恒定，以免影响结果。

4. 加药品和换取任氏液必须及时做标记，以便分清项目观察效果。

5. 吸取任氏液和吸取蛙心插管内溶液的吸管应区分专用，不可混淆使用。而且，吸管不能接触蛙心插管，以免影响实验结果。

6. 化学药物作用不明显时，可再适量滴加，密切观察药物剂量添加后的实验结果。

【思考题】

1. 正常蛙心搏动曲线的各个组成部分分别反映了什么？

2. 用 0.65% 氯化钠溶液灌注蛙心时，将观察到心搏曲线发生什么变化？为什么？

3. 在任氏液中加入 3% 氯化钙溶液灌注蛙心时，将观察到心搏曲线发生什么变化？为什么？

实验二十　心音听诊
Heart Sound Auscultation

【实验目的】

掌握心音听诊方法、正常心音的特点及其产生原理，为临床心音听诊奠定基础。

【实验原理】

心脏泵血过程中，由于瓣膜关闭和血流冲击等因素而产生心音。将听诊器置于胸前壁可听到两次音调不同的心音，分别称为第一心音（S_1）和第二心音（S_2）。S_1 标志着心缩期开始，S_2 标志着心舒期开始。4 套瓣膜各有特定的听诊部位，当某心瓣膜病变而产生杂音时，则在该瓣膜听诊区听得最清楚。

【实验对象】

人。

【实验材料】

听诊器。

【实验步骤】

1. 受试者解开上衣，裸露前胸，取坐位或卧位。检查者坐在受试者对面或站在受试者卧床的右侧。

2. 检查者将听诊器耳件塞入外耳道，使耳件的弯曲方向与外耳道一致，向前弯曲。用右手拇、食、中指持听诊器胸件，紧贴受试者心尖搏动处，听取心音，并仔细区分 S_1 或 S_2。

3. 在左房室瓣听诊区听取心音后，再按主动脉瓣、肺动脉瓣及右房室瓣听诊区的顺序听心音。

4. 瓣膜听诊区（图 61）

（1）左房室瓣听诊区　左锁骨中线第 5 肋间稍内侧部（心尖部）。

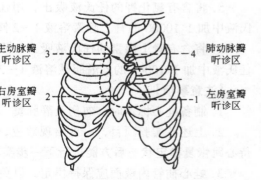

图 61　心脏瓣膜听诊部位

（2）右房室瓣听诊区　第 4 肋间胸骨上或右缘处。

（3）主动脉瓣听诊区　第 2 肋间胸骨右缘处。

（4）肺动脉瓣听诊区　第 2 肋间胸骨左缘处。

5. S_1 和 S_2 的鉴别法

（1）按心音的性质　S_1 音调低，持续时间长；S_2 音调高，持续时间较短。

（2）按两次心音的间隔时间　S_1 与 S_2 间隔时间较短，S_2 与下一次 S_1 之间的间隔时间较长。

（3）与心尖搏动同时听到的心音为 S_1，与桡动脉搏动同时听到的心音为 S_2。

【注意事项】

1. 保持室内环境安静。

2. 听诊器胸件按于听诊部位，不宜过重或过轻。

【思考题】

1. 心音听诊区是否在各瓣膜解剖的相应位置？

2. 怎样区别第一心音和第二心音？

实验二十一　人体动脉血压的测定
Measurement of Arterial Blood Pressure in Human Body

【实验目的】

了解间接测定动脉血压的原理，掌握人体动脉血压测定方法、正常值及其生理波动。

【实验原理】

每个心动周期中，随着心脏的舒缩，动脉血压亦出现高低周期性变化，而这种血压变化可用血压计和听诊器在上臂肱动脉处间接测定。

通常血液在血管内流动时并不产生声音，但流经血管狭窄处形成湍流时则可发出声音。测量血压时，将袖带缠绕于上臂，用橡皮球向带内打气加压，经皮肤施加于肱动脉壁上，当带内压力超过动脉内收缩压，肱动脉内血流被完全阻断，此时用听诊器在受压的肱动脉远端听不到声音。而后旋动橡皮球处的螺丝帽徐徐放气减压，当带内压力低于肱动脉收缩压而高于舒张压时，血液将断续地流过受压血管，形成湍流而发出声音，可在被压的肱动脉远端听到该声音，此时血压计指示的压力相当于收缩压；继续放气，使外加压力等于舒张压时，则血管内血流由断续变成连续，声音突然由强变弱或消失，此时血压计指示的压力为舒张压。

【实验对象】

人。

【实验材料】

听诊器、血压计。

【实验步骤】

1. 熟悉血压计的结构及使用方法。

2. 测定准备

（1）受试者静坐 5 分钟，脱去一侧衣袖。松开血压计橡皮球上的螺丝帽，排出袖带内残留气体，然后将螺丝帽旋紧。

（2）受试者前臂平放，手掌向上，前臂与心脏位置等高，将袖带缠于上臂，袖带下缘位于肘关节上 2cm 处。

（3）检查者戴好听诊器（耳件弯曲方向与外耳道一致），右手拇指、食指和中指持听诊器胸件，将听诊器胸件置于肘窝内侧肱动脉搏动处。

【观察项目】

1．用橡皮球向袖带内打气加压，使血压表水银柱逐渐上升，一般上升到 24kPa（180mmHg）（听不到脉搏音），即松开气球螺丝，徐徐放气，在水银柱缓慢下降的同时仔细听诊，当听到的第一声脉搏音时，血压表上所指刻度即为收缩压。

2．继续放气减压，声音则发生一系列变化，先由低而高，而后突然由高变低，最后完全消失。在声音突然变低的瞬间，血压计上所指刻度即为舒张压。

3．重复测定 3 次，记录测定值，以收缩压/舒张压 [kPa（mmHg）] 表示。

【注意事项】

1．保持环境安静，受试者尽量安静放松。

2．手臂、血压计必须与心脏水平等高。

3．袖带缠缚松紧适宜，听诊器的胸件不要塞在袖带里。

【思考题】

如何测定收缩压和舒张压？其原理如何？

实验二十二　蛙心容积导体实验
Experiment on Volume Conductor of Frog Heart

【实验目的】

证实容积导体的存在并了解其导电规律。

【实验原理】

因为机体存在导电性能良好的体液，而体液可作为容积导体将心脏活动所产生的生物电变化传至体表，因此，只要把引导电极置于体表的不同部位即可记录到心脏的电活动。

【实验对象】

蛙或蟾蜍。

【实验材料】

蛙类手术器械，鳄鱼夹，生物信号采集处理系统或阴极射线示波器和前置放大器或心电图机，任氏液。

【实验步骤】

1．破坏蛙的脑和脊髓，用蛙钉（或大头针）将蛙仰卧位固定于蛙板上。

2．自剑突下将胸部皮肤剪掉，剪去胸骨，打开心包，暴露心脏。

3．按心电图标准Ⅱ导联的连接方式，将连有导线的鳄鱼夹分别夹在蛙的右前肢和两后肢的蛙钉上（负极接右前肢，正极接左后肢，右后肢则与接地线相连，见图 62，其输入导线连至生物信号采集处理系统或前置放大器和阴极射线示波器，或直接与心电图机相连。

4. 打开心电图机或示波器记录，或打开计算机启动生物信号采集处理系统，点击菜单"实验/实验项目"，按计算机提示逐步进入心电图测量的实验项目。参数设置见表19（可根据实验实际情况调整各参数）。

表19　　　　　　　　　　　　　　仪器参数设置表

采样参数	Medlab 系统	BL-410 系统	RM6240C	示波器	心电图机
显示方式	记录仪	示波器	连续示波	同步触发	Ⅱ 导联
扫描速度			0.2s/div	1～2ms/cm	
采样间隔	2ms		4kHz		
走纸速度					25mm/s
X 轴压缩比	5:1				
通道	通道 3	通道 1	通道 1		
DC/AC	AC	AC	AC（0.2s）	AC	AC
处理名称	心电	心电	心电		
放大倍数（增益）	100～200	100	1.00mV	100～500	定标电压描笔移动 10mm
Y 轴压缩比	16:1				
滤波		10Hz	100Hz	10kHz	
灵敏度				1～2mV/cm	

【观察项目】

1. 用镊子夹住心尖，连同静脉窦一起快速剪下心脏，将心脏放于盛有任氏液的培养皿内。观察这时荧光屏或心电图记录纸上有何变化。

2. 将培养皿中的心脏重新放回胸腔中原来的位置，观察荧光屏或心电图记录纸上的变化。

3. 将心脏倒放（即心尖朝上），观察此时波形将发生什么变化。

4. 从蛙腿上取下鳄鱼夹，夹在培养皿边缘并与培养皿内的任氏液相接触，再将心脏置于培养皿内（图63），观察荧光屏或心电图记录纸是否会显示心电波形。

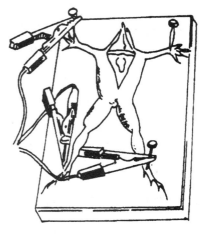

图 62　蛙心脏生物电活动引导方法

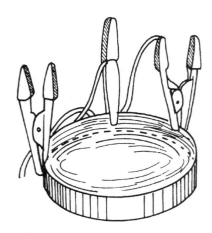

图 63　蛙心电容积导体引导方法

【注意事项】

1. 剪取心脏时切勿伤及静脉窦。

2. 在冬季做此实验时，实验前可将蛙或蟾蜍放在 30℃ 左右的温水中游泳 10 分钟，以免其心率太慢。

3. 仪器接地必须良好，以免带来交流干扰。

【思考题】

1. 为什么将引导电极安置在体表或体内的任何部位均可记录到心脏的生物电活动？

2. 如果将心脏从胸腔中取出，结果又将如何？为什么？

3. 若再将心脏放回胸腔，此时将观察到什么变化？为什么？

4. 若故意将心脏倒置放入胸腔，此时又将如何？为什么？

5. 再将心脏放置于培养皿的任氏液中浸泡，此时通过培养皿中的任氏液能否记录到心电变化？为什么？

实验二十三　心电向量测定
Measurement of Vectorcardiogram

【实验目的】

了解心电向量的检测方法及其对心电图波形的影响，观察心电向量图的基本波形。

【实验原理】

心脏处于机体体液所构成的容积导体之中，在心脏兴奋的除极和复极过程中可出现电偶，因而在容积导体中形成了电场。这一电场随着心电偶所构成的瞬时综合心电向量的变化而变化。因此，在机体任何部位安置探测电极，通过放大器都能引导记录到心脏的生物电活动，所记到的心电变化曲线就是心电图。此外，还可以运用示波器，将心电向量变化的平面运动轨迹记录下来，这就是心电向量图。平面心电向量图所记录到的 P 环、QRS 环和 T 环是立体心电向量图在导联平面上的投影。而心电图则为平面心电向量图在导联轴上的投影。因此，心电图实验检查所得到的图形实际上是立体心电向量图二次投影的结果。

【实验对象】

蛙或蟾蜍。

【实验材料】

蛙类手术器械，SBR-1 型双线示波器，心电图机。

【实验步骤】

1. 制备在体蛙心标本　用探针破坏蛙脑和脊髓，使蛙仰卧，剪去胸部皮肤和胸骨，暴露心脏，但不要剪开心包，将蛙放入培养皿内待观察。

2. 连接实验仪器装置　按人体常规心电图的导联接法，给蛙四肢安置电极（若是针形电极可插入皮下组织），再经导联线与心电图机相连。

【观察项目】

1．常规导联心电图观察。

2．将导联电极随意安置于蛙体各部位，观察心电图波形变化。

3．心电向量图基本图像的观察

（1）重新制备一只在体蛙心标本（方法同上）。

（2）打开 SBR-1 型双线示波器侧板，通过机内转换开关，将 Y_1 轴上的放大器改接在 X 轴偏转板上，这样 X 轴功能与 Y_2 轴完全相同。再将蛙的两个肢体导联分别输入 Y_1 和 Y_2 放大器（或经前置放大器再输入 Y_1 和 Y_2 放大器），便可在示波器荧光屏上观察到蛙心的心电向量图。分析该心电向量图的基本波形。

（3）变动蛙心在胸腔内的位置（或改变导程），观察心电向量图有何改变。

【注意事项】

注意仪器妥善接地，以排除电干扰；如冬季做实验，可先将蛙放于 30℃ 左右的温水中游 10 分钟，以加快其心率。

【思考题】

1．改变导联电极安置部位，心电图的波形有何变化？为什么？

2．蛙心电向量图的 P 环、QRS 环和 T 环有何特点？各代表什么意义？它们与心电图的 P 波、QRS 波和 T 波是何关系？

3．蛙心位置改变，心电向量图有何变化？为什么？

实验二十四　人体体表心电图描记
Tracing of Human Body's ECG

【实验目的】

了解人体体表心电图的描记方法和正常心电图的波形，学习各波形的测量和分析方法。

【实验原理】

在一个心动周期中，由窦房结发出的兴奋，按一定途径和时程，依次传向心房和心室，引起整个心脏的兴奋。心脏各部分兴奋过程中的电变化及其时间顺序、方向和途径等都有一定规律，这些电变化通过心脏周围的导电组织和体液这个容积导体传导到体表，将测量电极放置在人体表面的一定部位引导和记录到的心脏电变化曲线，就是临床上常规记录的心电图。心电图对心脏起搏点、传导功能的判断和分析，以及心律失常、房室肥大、心肌损伤的诊断具有重要价值。

【实验对象】

人。

【实验材料】

心电图机，电极糊（导电膏），75% 酒精棉球，3% 盐水棉球，分规，诊察床。

【实验步骤】

1.心电图的描记

（1）接好心电图机的电源线、地线和导联线。接通电源，预热3～5分钟。

（2）受试者仰卧于诊察床上，全身肌肉放松。在手腕、足踝和胸前安放引导电极，V_1在胸骨右缘第4肋间，V_3在胸骨左缘第4肋间与左锁骨中线第5肋间相交处，V_5在左腋前线第5肋间（图64），接上导联线。为了保证导电良好，可在引导电极部位涂上少许电极糊。导联线的连接方法是：

红色：右手；黄色：左手；绿色：左足；黑色：右足（接地）；白色：V_1；蓝色：V_3；粉红色：V_5。

（3）心电图机定标，使1mV标准电压推动描笔向上移动10mm，然后依次打开导联开关，记录Ⅰ、Ⅱ、Ⅲ、aVR、aVL、aVF、V_1、V_3、V_5导联的心电图。

（4）取下心电图记录纸，进行分析。

2.心电图的分析

（1）波幅和时间的测量

① 波幅：当1mV的标准电压使基线上移10mm时，纵坐标每一小格（1mm）代表0.1mV（图65）。测量波幅时，凡向上的波形，其波幅沿基线的上缘量至波峰的顶点；凡向下的波形，其波幅应从基线的下缘量至波峰的底点。

② 时间：心电图机的纸速由心电图机固定转速的马达所控制，一般分为25mm/s和50mm/s两档，常用的是25mm/s。这时心电图纸上横坐标的每一小格（1mm）代表0.04s（图65）。

（2）波形的辨认和分析

① 心电图各波形的分析：在心电图记录纸上辨认出P波、QRS波群和T波，并根据各波的起点确定P-R间期和Q-T间期。测定Ⅱ导联中P波、QRS波群、T波的时间和电压，并测量P-R间期和Q-T间期的时间（图65）。测量波宽时，从该波的一侧内缘量至另一侧内缘。

② 心率的测定：测定相邻的两个心动周期中的P波与P波或R波与R波的间隔

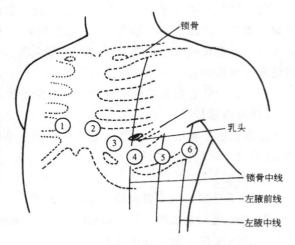

图64　心前导联的电极安置部位

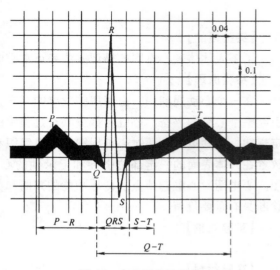

图65　心电图各波测量

时间，按下列公式进行计算，求出心率。如心动周期的时间间距显著不等时，可将五个心动周期的 P-P 或 R-R 间隔时间加以平均，取得平均值，代入下列公式：

$$心率（次／分）＝\frac{60}{P\text{-}P\ 或\ R\text{-}R\ 间隔时间（s）}$$

③ 心律的分析：包括主导节律的判定、心律是否规则整齐、有无期前收缩或异位节律出现等。

窦性心律的心电图表现：P 波在 II 导联中直立，aVR 导联中倒置；P-R 间期在 0.12s 以上。如果心电图中的最大 P-P 间隔和最小 P-P 间隔时间相差 0.12s 以上，称为窦性心律不齐。成年人正常窦性心律的心率为 60～100 次／分。

【注意事项】

1. 描记心电图时，受试者静卧，全身肌肉放松。

2. 室内温度应以 22℃ 为宜，避免低温时肌电收缩的干扰。

3. 电极和皮肤应紧密接触，防止干扰和基线漂移。

【思考题】

1. 何谓心电图？它是怎样记录到的？

2. 何谓导联？常用的心电图导联有哪些？为什么各导联心电图波形不一样？

3. 心电图各波的正常值及其生理意义是什么？

实验二十五　心脏收缩时间间期的测定
Measurement of Systole Time Interval

【实验目的】

学习一种对人体无创伤的心功能检测方法，了解左心室收缩时间间期的测定。

【实验原理】

对人体心脏功能检查以非侵入性方法为宜。现认为左心室的收缩时间间期（STI）的测定是一种操作简便、方法较可靠，并能反复进行的无创伤性心脏功能的检查法，也是目前唯一仅以时间为变数的一种无创性心功能检查法。它通过心电图、心音图、颈动脉搏动图或心尖搏动图或心动阻抗图等的同步描记，可测出左心室收缩期中各间期的变化，以估计左室的功能状态。在左室射血过程中，如果射血前期（相当于等容收缩期）延长，则射血时间缩短，每搏输出量和射血分数减少，左室功能降低，反之，射血前期缩短，则左室功能增强。因此测量射血前期和射血期的时间比值可作为检测心功能的客观指标。

【实验对象】

人。

【实验材料】

四道生理记录仪或生物信号采集处理系统，心音换能器，脉搏换能器，心电导联线，分规，诊察床，电极糊或生理盐水。

【实验步骤】

用四道生理记录仪或生物信号采集处理系统同步描记心电图、心音图和颈动脉搏动图。检测时，受试者取仰卧位，休息 10 分钟，头部略偏向放置检测颈动脉脉搏换能器的对侧，于呼气末屏气时连续快速记录 5~10 个心动周期，记录仪纸速为 100~200mm/s。心电图选择 Q 波明显的标准导联。心音换能器置于胸前心尖区，描记心音图，音频范围为 100~

500Hz，并需有第二心音（S_2）开始时由主动脉瓣关闭所产生的第一个清晰高频成分。颈动脉脉搏图描记应在安静状态呼气之末进行，并需有明晰的升支起点和降支降中峡的最低点。

时间间期的测定（图 66）：

1. 总电机械心缩期（QS_2）　QS_2 是指心电、机械收缩总时间，系心电图的 QRS 波群起始到第二心音的主动脉瓣第一个清晰高频成分的时距，为心室兴奋开始至心室收缩完毕（主动脉瓣关闭）的时间。QS_2 是判断正性变力效应的指标。正常参考值为 375±27ms。

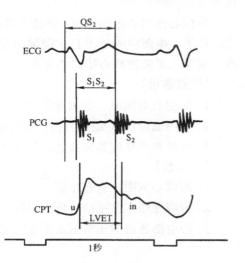

图 66　心电图（ECG）、心音图（PCG）及颈动脉搏动图（CPT）同步描记

2. 左室射血时间（LVET）　LVET 是指从颈动脉脉搏波的升支起点（u）到降支降中峡最低点（in）的时间，相当于主动脉瓣开放到闭合所经历的时间，是心室活动性能的重要指标。正常参考值为 294±6ms。

3. 射血前期（PEP）　PEP 是指从心室开始兴奋到主动脉瓣开放的时间，可由 QS_2-LVET 而得。它反映了心室去极化速度和心室收缩速度的大小，并受心室前、后负荷的影响。心肌收缩能力降低时 PEP 延长。正常参考值 90.6±10.7ms。

PEP 实际上包括两个时间间期：

（1）Q-S_1 间期　从心电图 Q 波开始到心音图第一心音（S_1）开始的时间，代表心室兴奋开始到收缩开始的时间。

（2）等容收缩时间（ICT）　从心音图第一心音（S_1）开始到射血前期完毕，相当于心室收缩开始到射血开始的时间。

4. PEP/LVET 比值　PEP/LVET 比值是 STI 中判断左室功能最敏感、最重要的指标，其与心血管造影时测得的射血分数（EF）有显著相关性。PEP/LVET 比值不受心率影响，所以一般在 50~110 次/分心率范围内，可不必进行心率校正。正常参考值为 0.300±0.055，左室工作功能降低时，比值增大；反之，则减小。

【注意事项】

1. 仪器应妥善接地，以确保受试者的安全。

2. 保持测试环境安静，以免影响心音图记录。

3. 由于 QS_2、LVET、PEP 与心率呈线性相关，需用与心率相关的回归方程式进行校正，以便对不同心率条件下的先后多次测定进行比较。校正后的 QS_2、LVET、PEP 值，分别称为 QS_2 指数（$QS_2 + 1.17 \times$ 心率）、LVET 指数（LVET $+ 0.7 \times$ 心率）和 PEP 指数（PEP $+ 0.46 \times$ 心率）。

【思考题】

1. 老年人的 QS_2 明显延长；下午 16～20 时测得的 LVET 和 QS_2 缩短；直立位测得的 PEP 延长，LVET 缩短；运动时测得的 QS_2、LVET 和 PEP 都缩短。试分析其原因。

2. 若心血管系统中的 α 受体兴奋，对 PEP、LVET 和 QS_2 有何影响？

实验二十六　人体动脉脉搏的描记
Tracing of Human Body's Arterial Pulse

【实验目的】

学习人体指端脉搏的容积描记方法，了解脉搏图形及其与心电图的关系，加深对动脉脉搏的理解。

【实验原理】

在每个心动周期中，动脉内的压力发生周期性的波动。这种周期性的压力变化可引起动脉血管发生搏动，通过压力传感装置用记录仪将动脉血管的搏动描记下来，就是压力脉搏图。除压力变化外，心动周期中所伴随的血流量变化可引起外周小动脉容积的改变，将这种容积变化描记下来，就是容积脉搏图。

描记容积脉搏图的部位，常取指端或颈总动脉走行的颈部表面，在此安放光电容积换能器。光电容积换能器的基本结构为：一边有一个恒流恒压光源，对面或侧边是一个由光电管或光敏电阻构成的平衡电桥。光源发出波长为 6000～8000Å 的光线，这种光能透过组织，并能被血红蛋白吸收（其他物质一般不吸收），其吸收量与血红蛋白含量有关。当血管中血流量改变时，局部血红蛋白含量会发生相应变化，吸收的光量随着改变，被光敏元件接受的光量也随之改变。这样，平衡电桥上的电变化可反映局部血管内血流量的改变，也就是反映了血管容积的变化。从指端所获得的这种脉搏图记录，称为指端容积脉搏图。

正常指端容积脉搏图包括升支和降支两个部分。升支较陡，历时较短，很快上升到波峰，它反映了心室快速射血期，此时检查部位动脉流入量较流出量多。降支坡度较升支小，反映心室减慢射血期及舒张期检查部位的血流情况。降支中部可见一降中峡 C 和降中波 D。从升支的起点 S 到降支切迹所经历的时间反映了心室收缩射血的时间。正常值为 274.4～340ms。若同步描记心电图，从心电图的 R 波波峰到升支起点 S 的时间称为延迟时间，它粗略地表示心室收缩射血到使检查部位的动脉内血流量增多所经历的时间（图 67）。

【实验对象】

人。

【实验材料】

光电容积换能器，二道生理记录仪（带两个前置放大器）或 SBR-1 型双线示波器或生

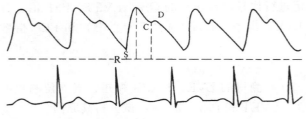

图 67　指端脉搏图（上）与心电图（下）

物信号采集处理系统，心电电极，诊察床，冰袋，针灸针，导电糊或生理盐水。

【实验步骤】

1. 将光电容积换能器和心电电极与二道生理记录仪的输入线相连接，并用电缆将二道生理记录仪的输出插口与双线示波器的 Y 轴输入插口或生物信号采集处理系统相连接，仪器分别接地。

2. 接通换能器、二道生理记录仪和示波器电源，预热仪器。

3. 室温保持在 20℃，受试者静卧于诊察床上，除去身上的金属物品，双手与心脏平面等高，按照心电图标准 II 导联的连接方法，将三个心电电极固定在右手、左足和右足上。

4. 受试者食指或中指伸进光电容积换能器的指套内，指腹朝上，使光源对准甲床根部，并以黑布包绕固定。

5. 打开控制描笔的开关，调节两支描笔的位置。

6. 将前置放大器的时间常数置 DC 位，描记脉搏的滤波 100Hz，描记心电的滤波 1kHz。放大倍数 1mV/cm。打开测量开关，描笔偏转。

7. 示波器置 AC，灵敏度与二道生理记录仪相同，扫描速度 0.1s/cm。观察脉搏图与心电图。

8. 当示波器上的图形稳定时，按下 25mm/s 纸速开关，记录 10 个心动周期。

9. 将纸速开关改至 10mm/s，观察与描记测试手臂上举下垂的脉搏图。

10. 继续观察和记录寒冷（用冰袋刺激手臂）、疼痛（针刺对侧手臂）及精神活动（心算）等刺激因素对脉搏图的影响。

【注意事项】

仪器应妥善接地，确保安全。

【思考题】

1. 试分析脉搏图形成的机理。

2. 精神活动对脉搏图有何影响？为什么？

实验二十七　家兔动脉血压的调节
Regulation of Arterial Blood Pressure in Rabbit

【实验目的】

学习哺乳动物动脉血压的直接测量方法，观察神经和体液因素对心血管活动的调节。

【实验原理】

心脏受交感神经和副交感神经支配。心交感神经兴奋使心跳加快加强，传导加速，从而使心输出量增加。支配心脏的副交感神经为迷走神经，兴奋时心率减慢，心脏收缩力减弱，传导速度减慢，从而使心输出量减少。

支配血管的自主神经绝大多数属于交感缩血管神经，兴奋时血管收缩，外周阻力增加。同时由于容量血管收缩，促进静脉回流，心输出量亦增加。

心血管中枢通过反射作用调节心血管的活动，改变心输出量和外周阻力，从而调节动脉血压。

心血管活动除受神经调节外，还受体液因素的调节，其中最重要的为肾上腺素和去甲肾上腺素。它们对心血管的作用既有共性，又有特殊性。肾上腺素对 α 受体与 β 受体均有激活作用，使心跳加快，收缩力加强，传导加快，心输出量增加。它对血管的作用取决于两种受体中哪一种占优势。去甲肾上腺素主要激活 α 受体，对 β 受体作用很小，因而使外周阻力增加，动脉血压增加。其对心脏的作用远较肾上腺素为弱。静脉内注入去甲肾上腺素时，血压升高，启动减压反射，可反射性地引起心跳减慢。本实验通过动脉血压的变化来反映心血管活动的变化。

【实验对象】

家兔。

【实验材料】

哺乳类动物手术器械，兔手术台，生物信号采集处理系统或二道生理记录仪，压力换能器，电刺激器，保护电极，照明灯，铁支架，双凹夹，烧瓶夹，试管夹，气管插管，动脉夹，三通开关，动脉导管，放血插管，注射器（1ml、5ml、20ml），有色丝线，纱布，棉花，3%戊巴比妥钠，1000U/ml 肝素生理盐水，1∶10000 去甲肾上腺素溶液，生理盐水。

【实验步骤】

1. 连接实验仪器装置　将压力换能器固定在铁支架上，换能器的位置大致与心脏在同一水平。将动脉导管经三通开关与压力换能器正中的一个输入接口相接，压力换能器侧管上的输入接口与另一三通开关连接。压力换能器的输入信号插头与生物信号采集处理系统的信号放大器输入盒的某通道相连。用注射器通过三通开关向压力换能器及动脉导管内注满肝素生理盐水，排尽气泡，然后关闭三通开关备用。若压力换能器事先没有定标，要对压力换能器定标，定标方法见实验指导总论"生物信号采集处理系统"。

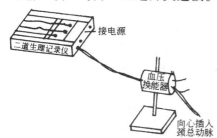

图 68　二道生理记录仪——压力换能器装置

若用二道生理记录仪作为记录系统，应将压力换能器的输入插头与二道生理记录仪的血压放大器输入插座相连（图 68）。按照二道生理记录仪的使用方法调整记录仪。检压系统的准备相同。若要压力定标，定标方法见实验指导总论"二道生理记录仪"。

将刺激电极输入端与生物信号采集处理系统或电刺激器的刺激输出口相连，将刺激电极输出端与保护电极相连。

打开二道生理记录仪记录，或打开计算机启动生物信号采集处理系统，点击菜单"实验/实验项目"，按计算机提示逐步进入动脉血压记录的实验项目。参数设置见表 20（可根据实验实际情况调整各参数）。

表 20　　　　　　　　　　　　　　仪器参数设置表

	参　　数	Medlab 系统	BL-410 系统	RM6240B/C 系统	二道生理记录仪
采样参数	显示方式	记录仪		连续示波	
	走纸速度				0.5～1mm/s
	扫描速度		1.0s/div	0.5s/div	
	采样间隔	1ms		800Hz	
	X 轴压缩比	20:1			
	通道	通道 2　通道 4	通道 1	通道 1	血压放大器
	DC/AC	DC　记录刺激标记	DC	DC	DC
	处理名称	血压　刺激标记	压力	压力	
	放大倍数（增益）	50～200　100～200	50	12.00kPa	50～100
	Y 轴压缩比	4:1　64:1			
	滤波		10Hz	100Hz	30Hz
	记时器				10s
刺激器参数	刺激模式	串刺激	串刺激	串刺激	串刺激
	时程	6s	6s	6s	15～20s
	波宽	1ms	1ms	1ms	1ms
	幅度	1V	1V	1V	1V
	频率	30Hz	30Hz	30Hz	30Hz

2. 手术

（1）动物的麻醉与固定　用 3% 戊巴比妥钠以 3.0～3.5ml/kg 的剂量由耳缘静脉缓慢注入。动物麻醉后，仰卧位固定于手术台上。

（2）气管插管　剪去颈部的毛，沿颈正中线作 5～7cm 的皮肤切口。分离皮下组织及肌肉，暴露、分离气管。在气管下方穿一丝线，于甲状软骨下方 2～3cm 处作"⊥"形切口，插入气管插管，以丝线结扎固定。

（3）分离内脏大神经　将动物右侧卧位，在腰三角作一长 4～5cm 的斜行切口，逐层分离肌肉，直至见到腹膜，然后从腹膜后找到左肾，将左肾向下推压，在其右上方可见到一粉红色黄豆大小的肾上腺。沿肾上腺向上寻找内脏大神经，分离后穿一丝线，并安装好保护电极，备供刺激之用。

（4）分离颈部神经和血管　在气管两侧辨别并分离颈总动脉、迷走神经、交感神经和降压神经。三条神经中，迷走神经最粗，交感神经次之，降压神经最细，常与交感神经紧贴在一起。分别在各神经下方穿以不同颜色的丝线备用。分离时特别注意不要过度牵拉，并随时用生理盐水湿润。颈总动脉下方穿两条线备用。

（5）插动脉插管　静脉注射肝素（1000U/kg）以抗血凝。在左侧颈总动脉的近心端夹一动脉夹，并在动脉夹远心端距动脉夹约 3cm 处结扎。用小剪刀在结扎线的近侧剪一小口，向心脏方向插入动脉插管，用备用的线结扎固定。利用头端结扎线将动脉插管再次结扎固定。

（6）记录血压　启动生物信号采集处理系统或二道生理记录仪进入测量状态。小心松开动脉夹，即可记录动脉血压曲线。

【观察项目】

1．观察正常血压曲线　辨认血压波的一级波和二级波，有时可见三级波。

2．夹闭颈总动脉　用动脉夹夹闭右侧颈总动脉15s，观察血压的变化。

3．电刺激降压神经　用设置的串刺激刺激降压神经，观察血压的变化。在神经中部双结扎并中间剪断，分别刺激其中枢端与外周端，观察血压的变化。

4．电刺激迷走神经　结扎并剪断右侧迷走神经，电刺激其外周端，观察血压的变化。

5．电刺激内脏大神经　电刺激内脏大神经，观察血压的变化。

6．静脉注射去甲肾上腺素　由耳缘静脉注入1∶10000去甲肾上腺素0.3ml，观察血压的变化。

7．放血、补液　从右侧颈总动脉或股动脉插管放血20～50ml，观察血压的变化，然后迅速补充37℃生理盐水，观察血压的变化。

【注意事项】

1．麻醉药注射量要准，速度要慢，同时注意呼吸变化，以免过量引起动物死亡。如实验时间过长，动物苏醒挣扎，可适量补充麻醉药。

2．在整个实验过程中，要保持动脉插管与动脉方向一致，防止刺破血管或引起压力传递障碍。

3．每项实验前要有对照记录，施加条件时要有标记，实验完毕后加以注释。

4．注意保护神经不要过度牵拉，并经常保持湿润。

5．实验中，注射药物较多，注意保护耳缘静脉。最后一项观察因放血后血压降低，血管充盈不良，静脉穿刺困难，应在放血前做好补液准备。

【思考题】

1．正常血压的一级波、二级波及三级波各有何特征？其形成机制如何？

2．夹闭一侧颈总动脉，血压发生什么变化？机制如何？

3．刺激兔完整的降压神经及其中枢端和外周端，血压各有何变化？为什么？

4．为何预先切断迷走神经再刺激其外周端？血压有何变化？为什么？

实验二十八　家兔左心室内压的测定
Measurement of Left Intraventricle Pressure

【实验目的】

学习心导管插管术，观察药物对左心室内压的影响，学习利用计算机进行左心室内压的测定和分析。

【实验原理】

利用右颈总动脉从主动脉弓右侧顶端发出并与升主动脉形成一直线的特征，可将心导管插入左心室。左心室内压的变化直接反映了心脏泵血功能的情况。左心室内压经计算机处理后，可求出心动周期中左心室内压（LVP）的压力变化率（dp/dt）、心肌收缩成分缩短速度（V_{pm}、V_{max}）及心力环面积等多项参数。通过对这些参数的综合分析，可以评判左心室泵血功能状况。

【实验对象】

家兔。

【实验材料】

哺乳类动物手术器械，兔手术台，动脉夹，心导管，气管插管，生物信号采集处理系统，压力换能器，1m长橡胶管，注射器，20%氨基甲酸乙酯溶液，1000U/ml肝素溶液，1∶10000肾上腺素溶液，1∶10000去甲肾上腺素溶液，盐酸普萘洛尔。

【实验步骤】

1. 准备检压系统　将心导管与压力换能器相连。通过三通开关用肝素溶液充灌压力换能器和心导管，排尽压力换能器与心导管中的气泡，然后关闭三通开关备用。压力换能器连接生物信号采集处理系统某一通道。事先应对压力换能器进行压力定标，定标方法见实验指导总论"生物信号采集处理系统"。

打开计算机，启动生物信号采集处理系统，点击菜单"实验/实验项目"，按计算机提示逐步进入左心室内压测定的实验项目。系统调零后，参数设置见表21（可根据实验实际情况调整各参数）。

表 21　　　　　　　　　　　仪器参数设置表

采样参数	Medlab 系统	BL-410 系统	RM6240B/C 系统
显示方式	记录仪		连续示波
扫描速度		250.0ms/div	250.0ms/div
采样间隔	1ms		800Hz
X轴压缩比	20∶1		
通道	通道2	通道1	通道1
DC/AC	DC	DC	DC
处理名称	心室内压	左心室内压	心室内压
放大倍数（增益）	100~200	50	4.8kPa
Y轴压缩比	4∶1		
滤波		30Hz	100Hz

2. 手术

（1）家兔麻醉、固定　称重后，按5ml/kg的剂量于耳缘静脉注射20%氨基甲酸乙酯溶液。麻醉后，家兔仰卧位固定于兔手术台上。

（2）气管插管　沿颈部皮肤正中线切开5~7cm，分离皮下组织。于正中分开颈部肌肉，暴露气管。在气管下方穿过一根线备用，在甲状软骨下约1cm处剪一"⊥"型切口，插入气管插管，用备用线结扎并固定。

（3）分离颈总动脉　在气管右侧游离出右侧颈总动脉鞘，分离颈总动脉长约 3～4cm。在该动脉下穿两根线，一根在尽可能靠近头端处将动脉结扎，另一根留作固定心导管用。

（4）注射肝素　在耳缘静脉按 1000U/kg 剂量注射肝素生理盐水，并待肝素与家兔体内的血液混合均匀后再进行下面的操作。

（5）插入心导管　用动脉夹在尽可能靠近心脏端处夹闭颈总动脉，然后用眼科剪在头端结扎处下约 0.3cm 的动脉壁上剪一个向心脏方向的 V 形切口。于家兔左胸前触摸到心尖搏动最明显处，测量此点到右侧颈总动脉切口的距离，并将该段距离标记在心导管上，以便掌握导管推进的最大深度。将充满肝素溶液的心导管经右侧颈总动脉切口插入动脉腔内，直至动脉夹处，将备用线打一松结，然后用左手拇指和食指捏住动脉和插在里面的心导管，右手慢慢放开动脉夹，如有血液由切口流出，可再次夹住动脉夹并将松结稍稍扣紧，再放开动脉夹。放开动脉夹后，立即将导管缓缓向动脉腔内推进。根据导管上的距离标记可估计导管离左心室的距离。插管时，应密切注视计算机屏幕上显示的血压波形，以判断心导管所处的位置与状态。一般情况下，当导管尖端进入主动脉瓣入口时，有明显的抵触、抖动感。当突然产生一个突空感时，表示导管已进入左心室内，计算机屏幕上所显示的波形会有明显变化，即舒张压突然下降到 −1.3～0kPa（−10～0mmHg）。用备用线结扎心导管，并将心导管固定于近旁活动度较小的组织上。

【观察项目】

1. 记录静息状态下家兔左心室压力曲线，并求得心泵功能各项参数，如心率（HR）、左室峰压（LVP）、左室舒张末期压（LVEDP）、室内压上升最大变化速率（dp/dt max）、室内压下降最大变化速率（−dp/dt max）、心肌收缩成分缩短速度 $V_{pm} \cdot t - dp/dt$ max 等。

2. 给家兔耳缘静脉注射 1:10000 肾上腺素溶液 0.2～0.5ml，观察其心泵功能的变化。

3. 给家兔耳缘静脉注射 1:10000 去甲肾上腺素溶液 0.2～0.5ml，观察其心泵功能的变化。

4. 应用长管呼吸增大无效腔观察家兔窒息时心泵功能的变化。

5. 给家兔耳缘静脉注射盐酸普萘洛尔 0.3ml，观察其心泵功能的变化。

【注意事项】

1. 麻醉时，麻醉剂不宜过量，注射速度不宜过快，且注意家兔的呼吸频率。

2. 推进导管时，应根据动脉走向而改变推进的方向和力度，以防止导管刺破动脉壁而造成动物死亡。插管时，速度应尽可能缓慢，用力应适度，当推进阻力较大时，可采用退退进进、不断改变方向的办法插入。

3. 做各项观察项目时，需使动物有足够的恢复时间，并做好前后对照。

【思考题】

1. 给家兔耳缘静脉注射 1:10000 肾上腺素溶液后，其心泵功能有什么变化？为什么？

2. 给家兔耳缘静脉注射 1:10000 去甲肾上腺素溶液后，其心泵功能有什么变化？为什么？

3. 应用长管呼吸增大无效腔使家兔窒息，其心泵功能有什么变化？为什么？

实验二十九　兔降压神经放电
Rabbit depressor neural discharges

【实验目的】

学习引导降压神经放电的电生理学实验方法；观察动脉血压变化与降压神经放电的关系。

【实验原理】

当动脉血压升高或降低时，压力感受器的传入冲动也随之增加或减少，通过中枢机制引起心率、心肌收缩力、心输出量、血管阻力等发生相应变化，使动脉血压降低或回升，从而调节血压相对稳定，这一反射称为降压反射。家兔降压反射的主动脉弓压力感受器的传入神经在颈部单独成一束，称为主动脉神经或降压神经。它是降压反射的传入神经，可将感受器感受血压变化的传入冲动传送到中枢。用电生理学实验方法可引导、显示、记录降压神经放电，并用监听器监听降压神经放电的声音。

【实验对象】

家兔。

【实验材料】

哺乳类动物手术器械，兔手术台，生物信号采集处理系统或示波器，引导电极，电极架，注射器，玻璃分针，烧杯，棉球及丝线，纱布，皮兜架，滴管，液体石蜡，生理盐水，利血平，20%氨基甲酸乙酯，1:10000肾上腺素溶液，1:10000乙酰胆碱溶液。

【实验步骤】

1. 手术

(1) 麻醉和固定　用20%氨基甲酸乙酯，按5ml/kg体重的剂量从兔耳缘静脉缓慢注入，待动物麻醉后，取仰卧位固定于兔手术台上。

(2) 分离降压神经　颈部剪毛，在颈部正中切开皮肤（约6~8cm），钝性分离皮下组织及肌肉，暴露气管。沿气管两侧小心分离降压神经（如头发粗细）和颈总动脉，穿线备用。

(3) 颈总动脉插管　参见实验二十七。

(4) 做保护皮兜并安置电极　将颈部皮肤缝在皮兜架上，做成皮兜。向内滴入温热的液体石蜡，浸没神经和电极，以防神经干燥，并起绝缘、保温作用。将引导电极固定在电极架上，用备用线提起降压神经并搭到引导电极的神经钩上，注意神经不可牵拉过紧。引导电极应悬空并固定于电极支架上，不能触及周围组织，将接地线就近夹在皮肤切口组织上。

2. 连接实验仪器装置

(1) 神经放电引导电极接到生物信号采集处理系统第1通道上，记录降压神经放电。

(2) 颈总动脉插管通过压力换能器输入到生物信号采集处理系统第2通道上，记录动脉血压曲线变化。

(3) 打开示波器显示，或打开计算机启动生物信号采集处理系统，点击菜单"实验/实验项目"，按计算机提示逐步进入降压神经放电的实验项目。参数设置见表 22（可根据实验实际情况调整各参数）。

表 22　　　　　　　　　　　　　**仪器参数设置表**

参　　数	MedLab		BL-410	示波器	RM6240C	
显示方式	记录仪			同步触发	同步触发示波	
扫描速度			2.5s/div	1～2ms/cm	1ms/div	
走纸速度				1mm/s	40kHz	
采样间隔	20μs					
X 轴压缩比	200:1					
通道	通道 1	通道 2	通道 1		通道 1	通道 2
DC/AC	AC	DC	DC	AC	AC	
处理名称	神经放电	血压	张力		神经干 AP	
放大倍数（增益）	10000～50000	100～200	100	1500		
Y 轴压缩比	8:1	4:1				
滤波			30Hz	1～10kHz	1kHz	
时间常数				0.1～0.01s	0.001s	
灵敏度				1～2mV/cm	2mV	

【观察项目】

1. 正常降压神经放电　降压神经伴随血压波动而呈现群集性放电，电压约 100～200μV；从监听器中可听到如火车开动样的"轰轰"声（图 69）。

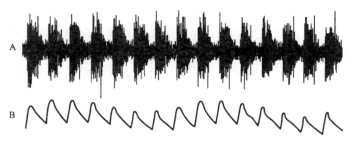

A：原始图　　B：积分图
图 69　降压神经群集性放电

2. 压迫颈动脉窦　观察降压神经群集性放电和动脉血压曲线的变化。

3. 夹闭颈动脉　观察降压神经群集性放电和动脉血压曲线的变化。

4. 注射肾上腺素　从耳缘静脉注射 1:10000 肾上腺素 0.3ml，观察降压神经群集性放电和动脉血压曲线的变化。

5. 注射乙酰胆碱　从耳缘静脉注射 1:10000 乙酰胆碱 0.3ml，观察降压神经群集性放电和动脉血压曲线的变化。

6. 注射利血平　从耳缘静脉注射利血平 2mg，观察降压神经群集性放电和动脉血压曲线的变化。

【注意事项】

1. 麻醉不宜过浅，以免动物躁动，产生肌电干扰。

2. 仪器和动物均要接地，并注意适当屏蔽。

3. 分离神经时动作要轻柔，不要牵拉；分离后及时滴加温热液体石蜡，以防止神经干燥，并可保温。

4. 保持神经与引导电极接触良好；引导电极不可触及周围组织，以免带来干扰。

【思考题】

1. 正常降压神经放电的基本波形有何特征？

2. 静脉注射肾上腺素、乙酰胆碱后，降压神经放电频率、幅度有何变化？与血压的关系如何？

3. 肾上腺素、乙酰胆碱、利血平是如何影响动脉血压的？

实验三十　蟾蜍在体心肌动作电位描记
Tracing of Toad Myocardial Action Potential in Vivo

【实验目的】

学习引导心肌动作电位和心电图的电生理学实验方法；观察心肌动作电位各时相的变化与各种离子、神经递质的对应关系。

【实验原理】

静息状态下，心肌细胞膜两侧存在内负外正的电位差，称为静息电位。它主要由膜内钾离子顺浓度差自内向外扩散而形成。在心肌细胞受一定强度的刺激而兴奋时，将产生动作电位。心肌细胞动作电位的产生与骨骼肌、神经组织一样，是不同离子跨膜转运的结果，而心肌细胞膜上的离子通道和电位形成所涉及的离子流，远比骨骼肌、神经组织复杂得多。故心肌细胞动作电位的形状及特征与其他可兴奋细胞明显不同，它不仅时程长，而且还可分为多个时相。

心肌组织是机能合胞体，心肌细胞间的闰盘结构存在低电阻区，允许电流通过。根据这一特性，将电极轻轻插入心肌组织内即可记录到心肌细胞动作电位图形。其数值和形态及记录原理都有别于用微电极在细胞内记录到的心肌细胞动作电位。电极记录的实质是用电极在接触部位的细胞膜上造成一个损伤，从而部分地反映细胞内的电位变化。

【实验对象】

蛙或蟾蜍。

【实验材料】

蛙类手术器械，生物信号采集处理系统，直径 $40\mu m$ 的漆包线，导线，烧杯，棉球及丝线，任氏液，2% 氯化钙溶液，0.65% 氯化钠溶液，1% 氯化钾溶液，1:10000 肾上腺素溶液，1:10000 乙酰胆碱溶液。

【实验步骤】

1．暴露蛙心 参见实验十八。

2．安放引导电极 取同样长度（3～5cm）的漆包线三根，一端削尖，一端去漆皮，将一根漆包线绕成 3～5 圈的螺旋状，尖端弯成"蛙心夹"样，插入心室肌组织内并固定；一根插入心底附近的组织内；一根插入任意部位的组织内。生物电信号引导电极有 3 个不同颜色的鳄鱼夹，红色鳄鱼夹与插入心室肌的漆包线、白色鳄鱼夹与插入心底的漆包线、黑色鳄鱼夹与插入任意部位的漆包线相连，以引导蟾蜍在体心肌动作电位。

3．心电图导联连接 在蟾蜍的右前肢、左后肢、右后肢分别插入 1 根银针（或大头针），用引导电极的白色鳄鱼夹与右前肢银针、红色鳄鱼夹与左后肢银针、黑色鳄鱼夹与右后肢银针相连，以引导蟾蜍的标准Ⅱ导联心电图。

4．连接实验仪器装置

（1）心肌动作电位引导电极接到生物信号采集处理系统第 1 通道上，记录心室肌动作电位曲线。

（2）心电图引导电极输入到生物信号采集处理系统第 2 通道上，记录心电图曲线。

（3）打开计算机，启动生物信号采集处理系统，点击菜单"实验/实验项目"，按计算机提示逐步进入心肌细胞动作电位与心电图的实验项目。参数设置见表 23（可根据实验实际情况调整各参数）。

表 23 仪器参数设置表

	参　数	MedLab	BL-410
	显示方式	记忆示波	
	扫描速度		0.625ms/div
	采样率		20000Hz
	采样间隔	25μs	
采	X 轴压缩比	2:1	
样	通道	通道 2　通道 4	通道 1　通道 2
参	DC/AC	AC　AC	AC　AC
数	处理名称	动作电位　心电图	动作电位　心电图
	放大倍数（增益）	200～1000　200	200　200
	Y 轴压缩比	4:1　4:1	
	滤波		10Hz　10Hz
	时间常数		0.01s　0.01s
	灵敏度		

【观察项目】

1．正常心肌动作电位和心电图 观察蟾蜍正常心肌动作电位曲线的 0、1、2、3、4 各期的波形（图70）；计算心肌动作电位的频率；同步描记一段心电图曲线，观察心肌动作电位曲线和心电图曲线在时间上的对应关系。

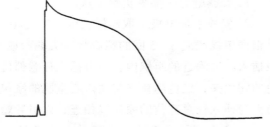

　　2. 氯化钙溶液的作用　在蟾蜍心脏上滴加2%氯化钙溶液1～2滴，观察指标同上。

　　3. 氯化钠溶液的作用　在蟾蜍心脏上滴加0.65%氯化钠溶液，观察指标同上。

　　4. 氯化钾溶液的作用　在蟾蜍心脏上滴加1%氯化钾溶液1～2滴，观察指标同上。

图70　蟾蜍在体心肌动作电位

　　5. 肾上腺素的作用　在蟾蜍心脏上滴加1∶10000肾上腺素溶液1～2滴，观察指标同上。

　　6. 乙酰胆碱的作用　在蟾蜍心脏上滴加1∶10000乙酰胆碱溶液1～2滴，观察指标同上。

【注意事项】

　　1. 破坏蛙的脑和脊髓要完全。

　　2. 如波形不佳，可通过改变神经放电引导电极的神经钩钩在心室肌组织上的刺入部位和深度而获得最佳波形。

　　3. 如出现干扰，可在蛙体下面放一块金属板并与地线相连，起到屏蔽作用。

　　4. 本实验方法所引导动作电位较小，维持时间较短，只能作定性实验。

　　5. 每项实验观察到明显效应后，用任氏液冲洗心脏，待动作电位曲线恢复至正常（对照）水平时，再进行下一项试验。

【思考题】

　　1. 正常心室肌动作电位有哪几期？

　　2. 心肌动作电位与心电图在时相上有何对应关系？

　　3. 上述各种因素是怎样影响心室肌动作电位的？

实验三十一　蟾蜍舌的微循环观察
Observation of Toad Glossal Microcirculation

【实验目的】

　　学习观察微循环的基本实验方法；观察小动脉、毛细血管和小静脉的血流特点及某些化学物质对微循环血管舒缩活动的影响。

【实验原理】

　　微循环中，微动脉内血流速度快，呈轴流现象，即血细胞在血管中央流动；微静脉血流慢，无轴流现象；而毛细血管管径细小，血细胞只能单个通过，能看到单个血细胞流动情况。微循环血管细微，不能用肉眼直接观察，用显微镜可直接观察蟾蜍舌微循环的血管结构特征及血流特征。

【实验对象】

蛙或蟾蜍。

【实验材料】

蛙类手术器械，显微镜，玻璃罩，小烧杯，任氏液，20％氨基甲酸乙酯，1:10000 肾上腺素溶液，1:10000 乙酰胆碱溶液，乙醚。

【实验步骤】

1．麻醉和固定　取蟾蜍，在玻璃罩内用乙醚麻醉或在皮下淋巴囊注射 20％氨基甲酸乙酯 12.5ml/kg 体重，俯卧位固定于蛙板上。

2．蟾蜍舌的固定　将蟾蜍的舌拉出，用大头针在舌的边缘呈放射状固定到蛙板上。

3．观察方法　在显微镜下，先用低倍镜后用高倍镜观察蟾蜍舌的微循环。

【观察项目】

1．低倍镜下的微循环　低倍镜下，微动脉、微静脉主要是根据血流方向、血流速度和血管壁结构进行区别。微动脉管壁稍厚，管径较细，血流速度较快，呈现轴流现象，血流随心搏忽快忽慢，有分支处血液自较粗动脉流向较细动脉。微静脉正好相反，管壁稍薄，管径较粗，血流速度较慢，无搏动，流速均匀，有分支处血流自较小静脉汇集于较大静脉（图71）。

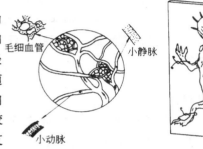

图 71　蟾蜍舌微循环观察

2．高倍镜下的毛细血管　高倍镜下，毛细血管管壁极薄，管径很细，血流速度很慢。红细胞流经最细的毛细血管时，即使是单个红细胞也要改变形状才能通过。毛细血管数目多且相互连接成网状。因毛细血管有开放和关闭功能，所以高倍镜下某些血管时而出现，时而消失。高倍镜下能更清楚地辨别微动脉和微静脉及它们的血流特征。

3．肾上腺素的作用　在舌上滴 1 滴 1:10000 肾上腺素，观察微循环中哪些血管口径发生变化，视野中呈现的毛细血管数目有何变化。用任氏液冲洗，观察其恢复情况。

4．乙酰胆碱的作用　在舌上滴 1 滴 1:10000 乙酰胆碱，观察微循环中哪些血管口径发生变化，视野中呈现的毛细血管数目又有何变化。用任氏液冲洗，观察其恢复情况。

【注意事项】

1．固定蟾蜍舌时，不要固定得太紧，以免因张力太大，影响微循环中的血液循环。

2．实验中应经常向舌上滴加少量任氏液，以防止舌面干燥。

3．实验中切勿将各种溶液玷污显微镜镜头。

【思考题】

1．何谓微循环？典型的微循环有哪些组成部分？有哪几条通路？

2．如何在显微镜下区分微动脉、微静脉和毛细血管？

3．舌面上滴加乙酰胆碱或肾上腺素后，微循环中哪些血管口径发生变化？为什么？

实验三十二 人体肺容量和肺通气量的测定
Measurement of Human Lung Volume and Breathing Volume

【实验目的】

学习应用肺量计测定正常人体肺容量和肺通气量的基本实验方法；掌握人体潮气量、肺活量、时间肺活量等的正常值。

【实验原理】

肺的主要功能是进行气体交换，肺内气体与外界大气不断进行交换，吸入氧气、排出二氧化碳，以维持内环境中氧气、二氧化碳浓度的相对稳定，保证细胞新陈代谢的正常进行。肺通气是指气体进出肺的过程，肺容量是指肺容纳的气体量，而肺通气量是指单位时间内吸入或呼出的气量。其中潮气量、肺活量、时间肺活量等在一定程度上可反映肺的容量和通气功能。因此，潮气量、肺活量、时间肺活量等的测定可作为衡量肺功能的重要指标。

【实验对象】

人。

【实验材料】

肺量计，盛冷开水的塑料盒，橡皮吹嘴，鼻夹，氧气，碳酸钠钙，墨水，75%酒精棉球。

【实验步骤】

1. 肺量计的使用方法 肺量计（图72）主要由一对套在一起的圆筒所组成：外筒是装清水的水槽，槽底有排水阀门可以放水，水槽中央有进气管，管的上端露出水面，管下端有通向槽外的三通阀门，呼、吸气体即经此出入。内筒为倒置于水槽中的浮筒，可随呼吸气体的进出而升降。肺量计顶部有进气接头，可由此向筒内充入气体；浮筒容量约6~8L，一般为铝制，重量较轻；筒顶连有细钢丝绳，通过滑轮

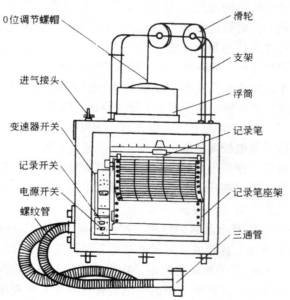

图72 肺量计部件正面观

架在另一端悬一平衡锤，锤的重量恰能与浮筒的重量相平衡。

当三通阀门开放时，呼吸气可经通气管进出肺量计，浮筒即随之上下移动，根据浮筒的升降从刻度标尺上可读出气体容量，并由描笔记录在专用记录纸上。专用记录纸上印有表示容积的直格和表示走纸速度的横格，一般一小直格为100ml，一横格为25mm/s。

2. 实验准备

（1）将仪器水平放置，支架插入支架座内，吊丝经滑轮与浮筒顶部的调节螺帽固定。

（2）调节水平调节盘，使肺量计的内筒、外筒不相接触，能自由升降。

（3）肺量计内装入适量清水，调节螺帽，使肺量计不充气时记录笔尖处于零位。

（4）在肺量计的二氧化碳吸收器中装入碳酸钠钙。

（5）打开肺量计的进气接头，使筒内充满空气（或氧气）4～5L，然后关闭接头。

（6）装好记录纸，记录笔中灌足墨水，并与记录纸接触，整机接上电源。

（7）受试者闭目静立（或坐），口中衔好用75%酒精棉球消毒过的橡皮吹嘴，并用鼻夹夹鼻，练习用口呼吸 2～3 分钟。

（8）打开电源开关和记录开关，用 50mm/min（1 横格/30 秒）的走纸速度描记呼吸曲线。

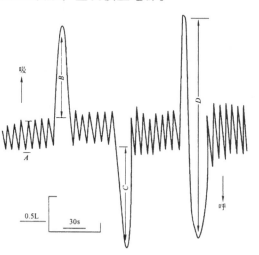

A: 潮气量；B: 补吸气量；C: 补呼气量；D: 肺活量

图 73　肺容积和肺活量

【观察项目】

1. 潮气量　被测者静坐（或静立），平静呼吸，描记正常呼吸曲线 30s，计算 5 次吸入或呼出气量的平均值。

2. 补吸气量　平静呼吸数次后，在一次平静吸气末，再继续吸气直至不能再吸气为止，所吸的气量（小直格数×100ml）即为补吸气量。

3. 补呼气量　平静呼吸数次后，在一次平静呼气末再继续呼气直至不能再呼为止，所呼出的气量即为补呼气量。

4. 肺活量　平静呼吸数次后，受试者尽力作最大吸气后，做最大限度的呼气，所呼出的气量即为肺活量。重复 2～3 次，取最大一次的肺活量记录（图 73）。

5. 时间肺活量　平静呼吸数次后，受试者作最大限度的吸气，在吸气末屏气 1～2s，同时改为 25mm/s 走纸速度描记，然后让受试者以最快速度用力深呼气，直至不能再呼为止。从记录纸上读出呼气第 1s、第 2s 和第 3s 末所呼出的气量，分别计算出它们占全部呼出气量的百分率即为时间肺活量（图 74）。

6. 肺的通气量

（1）每分通气量　每分通气量＝潮气量×呼吸频率。

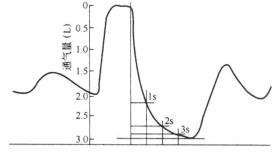

图 74　时间肺活量

（2）最大通气量　受试者站立，先进行平静呼吸数次后，按主试者口令，在 15s 内尽力作最深最快呼吸，用 50mm/min 的走纸速度描记呼吸曲线，15s 内吸入或呼出的总气量×4 即为最大通气量。

（3）通气贮量百分比　根据受试者的每分通气量和最大通气量，按下列公式计算：

$$通气贮量百分比（\%）＝\frac{最大通气量－每分通气量}{最大通气量}×100\%$$

【注意事项】

1．肺量计中的水应在实验前 4 小时灌足，使水温与室温相平衡。橡皮吹嘴在实验前需用 75％酒精棉球消毒后，浸于冷开水中备用。更换受试者时，应重新消毒。

2．每次测定前受试者都应练习几次，测定时受试者不应看着描笔呼吸。

3．碳酸钠钙变为黄色即不宜使用。

4．测定时应注意防止从鼻孔或口角漏气，以免影响测定结果。

【思考题】

1．根据各项指标的正常值，判断受试者的肺通气功能是否正常。

2．潮气量的测定为什么要取平均值？肺活量的测定为什么要取最大值？

3．肺活量的测定有何意义？与时间肺活量的测定的意义有何不同？

4．测定最大通气量和通气贮量百分比各有何意义？测定最大通气量时，为什么只进行 15s 深呼吸而不是 1 分钟？

注：本实验也可用 MedLab 肺功能测定仪与 MedLab 生物信号采集处理系统配合使用，测定肺容量和肺通气量。

实验三十三　　兔呼吸运动的调节与胸膜腔内压的观察
Regulation of Respiration and Observation of Pleural Cavity Pressure

【实验目的】

学习直接测定呼吸运动曲线及胸膜腔内压的实验方法；观察兔呼吸运动曲线及胸膜腔内压与各种因素的关系。

【实验原理】

正常节律性呼吸运动呼吸中枢节律性活动的反映，是在中枢神经系统参与下，通过多种传入冲动的作用，反射性调节呼吸的频率和深度来完成的。其中较为重要的调节活动有呼吸中枢的直接调节和肺牵张反射、化学感受器等的反射性调节。因此，体内外各种刺激可以作用于中枢或通过不同的感受器反射性地影响呼吸运动。

平静呼吸时，胸膜腔内压力虽然随着呼气和吸气而升降，随着呼吸深度的变化而变化，但其数值始终低于大气压力而为负值，故胸膜腔内压也称为胸内负压。

【实验对象】

家兔。

【实验材料】

哺乳类动物手术器械，兔手术台，气管插管，注射器（20ml、5ml），50cm 长橡皮管一条，生物信号采集处理系统或二道生理记录仪，张力换能器，压力换能器，纱布，丝线，刺激电极，胸内插管或粗穿刺针头，碳酸钠钙瓶，20％氨基甲酸乙酯溶液，3％乳酸溶液，二氧化碳球囊，生理盐水。

【实验步骤】

1. 手术

（1）麻醉和固定　用20％氨基甲酸乙酯按5ml/kg体重的剂量从兔耳缘静脉缓慢注入，待动物麻醉后，取仰卧位将兔固定于兔手术台上。剪去颈部、剑突和右侧胸部的毛。

（2）插气管插管　沿颈部正中切开皮肤，用止血钳钝性分离气管，在甲状软骨以下剪开气管，插入Y形气管插管，用棉线将气管插管结扎固定。气管插管的两个侧管各连接一3cm长的橡皮管。

（3）分离迷走神经　在颈部分离出两侧迷走神经，在神经下穿线备用。手术完毕后用热生理盐水纱布覆盖手术伤口部位。

（4）游离剑突软骨　切开胸骨下端剑突部位的皮肤，并沿腹白线切开约2cm左右，打开腹腔。用纱布轻轻将内脏沿膈肌向下压；暴露出剑突软骨和剑突骨柄，辨认剑突内侧面附着的两块膈小肌，仔细分离剑突与膈小肌之间的组织并剪断剑突骨柄（注意压迫止血），使剑突完全游离。此时可观察到剑突软骨完全跟随膈肌收缩而上下自由移动；此时用弯针钩住剑突软骨，使游离的膈小肌经剑突软骨和张力换能器相连接。

（5）插胸内套管　将胸内套管尾端的塑料套管连至压力换能器（套管内不充灌生理盐水）。在兔右胸腋前线4～5肋骨之间，沿肋骨上缘作一长2cm的皮肤切口，用止血钳把插入点处的表层肌肉稍稍分离。将胸内插管的箭头形尖端从肋间插入胸膜腔后（此时可记录到曲线向零线下移位并随呼吸运动升高和降低，说明已插入胸膜腔内），迅速旋转90°并向外牵引，使箭头形尖端的后缘紧贴胸廓内壁，将插管的长方形固定片同肋骨方向垂直，旋紧固定螺丝，胸膜腔将保持密封而不致漏气。

也可用粗的穿刺针头（如腰椎穿刺针）代替胸内套管，则操作更为方便，无需切开皮肤及分离表层肌肉。将穿刺针头尾端的塑料套管连至压力换能器（套管内不充灌生理盐水），再将穿刺针头沿肋骨上缘顺肋骨方向斜插入胸膜腔，看到上述变化后，用胶布将针尾固定在胸部皮肤上，以防针头移位或滑出。

2. 连接实验仪器装置

（1）张力换能器连至生物信号采集处理系统第1通道上，记录呼吸运动曲线。

（2）压力换能器连至生物信号采集处理系统第2通道上，记录胸膜腔内压曲线。

（3）打开二道生理记录仪记录，或打开计算机启动生物信号采集处理系统，点击菜单"实验/实验项目"，按计算机提示逐步进入呼吸运动调节的实验项目。参数设置见表24（可根据实验实际情况调整各参数）。

表24　　　　　　　　　　　仪器参数设置表

	参　数	MedLab	BL-410	二道生理记录仪
采样参数	显示方式	记录仪		
	扫描速度		2.5s/div	
	走纸速度			1mm/s
	采样间隔	1ms		

续表

	参 数	MedLab	BL-410	二道生理记录仪
采样参数	X轴压缩比	20:1		
	通道	通道　通道4	通道1	多功能放大器
	DC/AC	DC　记录刺激标记	DC	DC
	处理名称	潮气量　刺激标记	张力	
	放大倍数（增益）	500　5~50	100	100
	Y轴压缩比	4:1　64:1		
	滤波		30Hz	30Hz
	时间常数			5~2mV/cm
	灵敏度			
刺激器参数	刺激模式	串刺激		连续刺激
	时程			10s
	串长	6s		
	波宽	2ms		2ms
	幅度	1V		1V
	频率	30Hz		30Hz

【观察项目】

1.平静呼吸　记录呼吸运动和胸膜腔内压曲线，作为对照，认清曲线与呼吸运动的关系，比较吸气时和呼气时的胸膜腔内压，读出胸膜腔内压数值。

2.用力呼吸　在吸气末和呼气末，分别夹闭气管插管两侧管，此时动物虽用力呼吸，但不能呼出肺内气体或吸入外界气体，处于憋气的用力呼吸状态。观察和记录此时对呼吸运动和胸膜腔内压曲线的最大幅度，尤其观察用力呼气时胸膜腔内压是否高于大气压。

3.增加吸入气中二氧化碳浓度　将装有二氧化碳的球囊导气管口对准气管插管，逐渐松开螺旋夹，使二氧化碳气流缓慢地随吸入气进入气管，观察高浓度二氧化碳对呼吸运动和胸膜腔内压曲线的影响。呼吸运动发生明显变化后，夹闭二氧化碳球囊，观察呼吸运动和胸膜腔内压曲线恢复的过程。

4.低氧　将气管插管的侧管通过碳酸钠钙瓶与盛有一定容量空气的气囊相连。这时家兔呼吸时，吸入气囊空气中的氧，但它呼出的二氧化碳被碳酸钠钙吸收。因此，呼吸一段时间，气囊内的氧越来越少，但二氧化碳含量并没有增多。观察动物低氧时呼吸运动和胸膜腔内压曲线的变化情况。

5.增大无效腔　将50cm长的橡皮管用小玻璃管连接在侧管上，家兔通过此橡皮管进行呼吸。观察经一段时间后的呼吸运动和胸膜腔内压曲线变化。

6.血中酸性物质增多　用5ml注射器，由耳缘静脉较快地注入3%乳酸2ml，观察此时呼吸运动和胸膜腔内压曲线的变化。

7.迷走神经在呼吸运动中的作用　描记一段对照呼吸曲线后，先切断一侧迷走神经，观察呼吸运动和胸膜腔内压曲线有何变化。再切断另一侧迷走神经，观察呼吸运动和胸膜腔内压曲线的变化。然后用中等强度电流刺激一侧迷走神经中枢端，再观察呼吸运动和胸膜腔内压曲线的变化。

8.气胸　剪开前胸皮肤肌肉，切断肋骨，打开右侧胸腔，使胸膜腔与大气相通，引起气胸。观察肺组织萎缩、胸膜腔内压消失、呼吸运动曲线等的变化情况。

【注意事项】

1.气管插管时，应注意止血，并将气管分泌物清理干净。气管插管的侧管上的夹子在呼吸运动实验过程中不能更动，以便比较实验前、后呼吸运动和胸膜腔内压曲线的变化幅度。

2.每项观察项目前均应有正常描记曲线作为对照。每项观察时间不宜过长，出现效应后应立即去掉施加因素，待呼吸运动恢复正常后再进行下一项观察。

3.经耳缘静脉注射乳酸时，注意不要刺穿静脉，以免乳酸外漏，引起动物躁动。电极刺激迷走神经中枢端之前，一定要调整好刺激强度，以免因刺激强度过强而造成动物全身肌肉紧张，发生屏气，影响实验结果。

4.插胸内套管时，切口不宜过大，动作要迅速，以免过多空气漏入胸膜腔。如用穿刺针，不要插得过猛过深，以免刺破肺组织和血管，形成气胸和出血过多。如果穿刺针刺入较深而未见压力变化，应转动一下针头或变换一下角度或拔出，看针头是否被堵塞。此法虽简便易行，但针头易被血凝块或组织块所堵塞，应加以注意。

【思考题】

1.平静呼吸时，如何确定呼吸运动曲线与吸气和呼气运动的对应关系？比较吸气、呼气、憋气时的胸膜腔内压。

2.二氧化碳增多、低氧和乳酸增多对呼吸运动有何影响？其作用途径有何不同？

3.在平静呼吸时，胸膜腔内压为何始终低于大气压？在什么情况下胸膜腔内压可高于大气压？

4.切断两侧迷走神经前后，呼吸运动有何变化？迷走神经在节律性呼吸运动中起什么作用？

实验三十四　兔膈神经放电
Rabbit Phren Neural Discharges

【实验目的】

学习引导兔在体膈神经放电的电生理学实验方法；观察膈神经自发放电与呼吸运动的关系。

【实验原理】

呼吸运动的节律来源于呼吸中枢，呼吸肌属于骨骼肌，其活动依赖膈神经和肋间神经的支配。脑干呼吸中枢的节律性活动通过膈神经和肋间神经下传至膈肌和肋间肌，从而产生节律性呼吸肌舒缩活动，引起呼吸运动。因此，引导膈神经传出纤维的放电，可直接反映脑干呼吸中枢的活动，同时能加深对呼吸运动调节的认识。

【实验对象】

家兔。

【实验材料】

哺乳类动物手术器械，生物信号采集处理系统或示波器，兔手术台，气管插管，神经放电引导电极，压力换能器或呼吸换能器，固定支架，U 型皮兜固定架，注射器（30ml、20ml、1ml），50cm 长橡皮管一条，玻璃分针，二氧化碳气囊，20%氨基甲酸乙酯，生理盐水，液体石蜡（加温至 38℃～40℃），尼可刹米注射液。

【实验步骤】

1．手术

（1）麻醉和固定 用 20%氨基甲酸乙酯 5ml/kg，由兔耳缘静脉注射，待动物麻醉后，取仰卧位固定于兔手术台上。

（2）气管插管 剪去颈部兔毛，沿颈部正中切开皮肤，用止血钳钝性分离气管，在甲状软骨以下剪开气管，插入 Y 形气管插管，用棉线将气管插管结扎固定。气管插管的两个侧管各连接一 3cm 长的橡皮管。将插气管插管的一个侧管尾端的塑料套管连到压力换能器（套管内不充灌生理盐水）上。

（3）分离迷走神经 分离两侧迷走神经，穿线备用。

（4）分离颈部膈神经 膈神经由颈 4、5 神经的腹支汇合而成。先将动物头颈略倾向对侧，用止血钳在术侧颈外静脉与胸锁乳突肌之间向深处分离直至见到粗大横行的臂丛。在臂丛的内侧有一条较细的由颈 4、5 神经分出的如细线般的神经分支，即为膈神经。膈神经横过臂丛并和它交叉，向后内侧行走，贴在前斜角肌腹缘表面，与气管平行进入胸腔。用玻璃分针在臂丛上方分离膈神经 2～3cm，穿线备用。

（5）做保护皮兜并安置电极 将颈部皮肤及皮下组织缝在 U 型皮兜固定架上，做成皮兜。兜内注满 38℃左右液体石蜡，起保温、绝缘及防止神经干燥的作用。用备用线提起膈神经放在引导电极钩上，注意神经不可牵拉过紧。引导电极应悬空并固定于电极支架上，不要触及周围组织，将接地线就近夹在皮肤切口组织上。

2．连接实验仪器装置

（1）神经放电引导电极接到生物信号采集处理系统第 1 通道上，记录膈神经放电。

（2）压力换能器或呼吸换能器连接到生物信号采集处理系统第 2 通道上，记录呼吸运动变化。

（3）打开示波器显示，或打开计算机启动生物信号采集处理系统，点击菜单"实验/实验项目"，按计算机提示逐步进入记录膈神经放电的实验项目。参数设置见表 25（可根据实验实际情况调整各参数）。

表 25　　　　　　　　　　　　　　　　　仪器参数设置表

参　数		MedLab		BL-410
	显示方式	记录仪		
	扫描速度			2.5s/div
	走纸速度			
采	采样间隔	25μs		
	X 轴压缩比	20∶1		
样	通道	通道 1	通道 3	通道 1
	DC/AC	AC	DC	DC
参	处理名称	生物电放电	呼吸	张力
	放大倍数（增益）	5000	500	100
数	Y 轴压缩比	64∶1	4∶1	
	滤波			30Hz
	时间常数			
	灵敏度			

【观察项目】

1. 正常呼吸时的膈神经放电　　观察动物正常呼吸时的胸廓运动、呼吸运动和膈神经放电曲线的关系（图 75），通过监听器监听与吸气运动相一致的膈神经放电声。

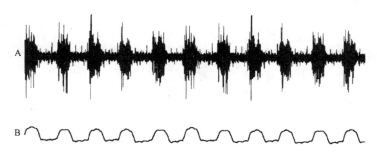

A：原始图　B：积分图

图 75　兔膈神经群集性放电

2. 增加无效腔时的膈神经放电　　于气管插管的另一侧管上连接 50cm 长橡皮管一条，观察呼吸运动和膈神经放电曲线的变化。出现明显效应后立即去掉橡皮管，待呼吸运动和膈神经放电曲线恢复正常后再进行下一项内容的观察。

3. 注射尼可刹米后的膈神经放电　　由兔耳缘静脉注入稀释的尼可刹米 1ml（内含 50mg），观察呼吸运动和膈神经放电曲线的变化。待呼吸运动和膈神经放电曲线恢复正常后再进行下一项内容的观察。

4. 肺牵张反射时的膈神经放电

（1）肺扩张反射时的膈神经放电　　观察一段正常呼吸运动后，在一次呼吸的吸气末，将气管插管的另一侧管（呼吸通气的侧管）连一30ml注射器（内装有20ml空气），同时将注射器内事先装好的20ml空气迅速注入肺内，使肺维持在扩张状态，观察呼吸运动和膈神经放电的变化。出现明显效应后立即放开堵塞口。

（2）肺缩小反射时的膈神经放电 当呼吸运动恢复后，于一次呼吸的呼气末，同上用注射器抽取肺内气体约20ml，使肺维持在萎缩状态，观察呼吸运动和膈神经放电的变化。出现明显效应后立即放开堵塞口。

5. 二氧化碳浓度升高、低氧、氢离子浓度升高后的膈神经放电 观察二氧化碳浓度升高、低氧、氢离子浓度升高等各种因素变化时膈神经放电的变化。

6. 切断迷走神经前后的膈神经放电 先切断一侧迷走神经，观察呼吸运动和膈神经放电的变化。再切断另一侧迷走神经，观察呼吸运动和膈神经放电的变化。然后用中等强度电流刺激一侧迷走神经中枢端，再观察呼吸运动和膈神经放电的变化。在切断两侧迷走神经后，重复上述肺内注气和从肺内抽气的试验，观察呼吸运动及膈神经放电的改变。

【注意事项】

1. 分离膈神经动作要轻柔，分离要干净，不要让凝血块或组织块粘着在神经上。

2. 如气温适宜，可不作皮兜。改用温热液体石蜡条覆盖在神经上。

3. 引导电极尽量放在膈神经远端，以便神经损伤时可将电极移向近端。注意动物和仪器的接地良好，以避免电磁干扰对实验结果的影响。

4. 每项实验做完，待膈神经放电和呼吸运动恢复后，方可继续下一项实验，以便前后对照。自肺内抽气时，切勿抽气过多或抽气时间过长，以免引起家兔死亡。

【思考题】

1. 增加无效腔、注射尼可刹米、切断迷走神经干对呼吸运动的频率、深度和膈神经放电频率、振幅各有何影响？为什么？

2. 本实验结果能否说明膈神经放电与呼吸运动的关系？为什么？

3. 膈神经与迷走神经在肺牵张反射中各起什么作用？为什么？

实验三十五　消化道平滑肌生理特性
Physiological Characteristics of Alimentary Canal Smooth Muscle

【实验目的】

掌握家兔离体小肠标本制作；了解离体小肠平滑肌一般生理特性；观察某些因素对离体小肠活动的影响。

【实验原理】

离体小肠平滑肌在适宜的环境中可保持其生理活性，仍能进行节律性活动，并随环境变化呈现不同的反应。本实验观察离体小肠平滑肌在模拟内环境（离子成分、晶体渗透压、酸碱度、温度、氧分压等方面类似于内环境）中的活动。同时研究某些神经、体液等因素对消化道平滑肌自动节律性、伸展性和对化学物质、温度改变及牵张刺激敏感等生理特性的影响。

【实验对象】

家兔。

【实验材料】

哺乳类动物手术器械，生物信号采集处理系统或二道生理记录仪，恒温平滑肌槽或麦氏浴槽，氧气瓶，螺旋夹，张力换能器（量程为 25g 以下），烧杯，温度计，乳胶管，乐氏液，1∶10000 肾上腺素，1∶10000 乙酰胆碱，1mol/L 氢氧化钠溶液，1mol/L 盐酸普萘洛尔，1∶10000 阿托品。

【实验步骤】

1.麦氏浴槽或恒温平滑肌槽的准备

（1）麦氏浴槽　将麦氏浴槽置于水浴装置内，水浴装置中水的温度恒定在 38℃～39℃ 之间，在麦氏浴槽内盛 38℃～39℃ 乐氏液，温度计悬挂在浴槽内，用以监测温度的变化。氧气瓶经乳胶管缓慢向浴槽底部通氧气，调节乳胶管上的螺旋夹，控制通氧气速度，使氧气气泡一个接一个地通过中心管，为乐氏液供氧（图76）。

（2）恒温平滑肌槽　在恒温平滑肌槽的中心管加入乐氏液，外部容器中加装温水，开启电源加热，浴槽温度将自动稳定在 38℃ 左右。将浴槽通气管与氧气瓶相连接，调节橡皮管上的螺旋夹，使气泡一个接一个地通过中心管，为乐氏液供氧。

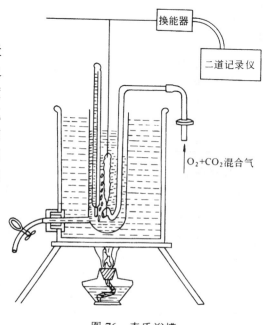

图 76　麦氏浴槽

2.离体小肠标本制作　用木锤猛击兔头枕部，使其昏迷后，迅速剖开腹腔，以胃幽门与十二指肠交界处为起点，先将肠系膜沿肠缘剪去，再剪取 20～30cm 肠管。肠段取出后，置于 38℃ 左右乐氏液内轻轻漂洗，在肠管外壁用手轻轻挤压以除去肠管内容物。当肠腔内容物洗净后，用 38℃ 左右的乐氏液浸浴，当肠管出现明显活动时，将其剪成约 3cm 长的肠段。实验时，取出一段长约 3～4cm 的肠段，用线结扎其两端，迅速将小肠一端的结扎线固定于通气管的挂钩上，另一端固定于张力换能器上。适当调节换能器的高度，使肠段勿牵拉过紧或过松。

3.连接实验仪器装置　张力换能器接到生物信号采集处理系统第1通道上或二道生理记录仪，记录离体小肠平滑肌的收缩曲线。

4.打开二道记录仪记录，或打开计算机启动生物信号采集处理系统，点击菜单"实验/实验项目"，按计算机提示逐步进入消化道平滑肌的生理特性的实验项目。参数设置见表26（可根据实验实际情况调整各参数）。

表 26   仪器参数设置表

	参　数	MedLab	BL-410	二道生理记录仪
	显示方式	记录仪		
	扫描速度		2.5s/div	
	走纸速度			1mm/s
	采样间隔	50ms		
采	X轴压缩比	20:1		
样	通道	通道2	通道1	多功能放大器
	DC/AC	DC	DC	DC
参	处理名称	张力	张力	
数	放大倍数（增益）	50～200	100	100
	Y轴压缩比	4:1		
	滤波		30Hz	30Hz
	时间常数			
	灵敏度			5～2mV/cm

【观察项目】

1. 自动节律性收缩曲线　描记一段离体小肠平滑肌的自动节律性收缩曲线。注意基线的水平，收缩曲线的基线升高，表示小肠平滑肌紧张性升高；相反，收缩曲线的基线下移，表示紧张性降低。同时应观察收缩曲线的节律、波形、频率和幅度。

2. 温度的作用　将浴槽中的乐氏液更换成25℃乐氏液，观察指标同上。再更换成42℃乐氏液，观察小肠平滑肌收缩曲线的变化。最后再更换成38℃乐氏液，待小肠平滑肌的收缩曲线恢复正常后，再进行以下各项实验（均在38℃条件下进行）。

3. 乙酰胆碱的作用　用滴管向浴槽内滴1:10000乙酰胆碱溶液2滴，观察指标同上。观察到明显效应后，立即从浴槽排水管放出含有乙酰胆碱的乐氏液，加入预先准备好的38℃乐氏液，重复更换2～3次乐氏液，使残留的乙酰胆碱达到无效浓度。待小肠平滑肌的收缩曲线恢复至对照水平时，再进行下一项试验（以下各项均以同样方法进行洗涤）。

4. 阿托品的作用　用滴管向浴槽内滴入1:10000阿托品2～4滴，观察指标同上。观察到明显效应后，再加入1:10000乙酰胆碱溶液2滴，观察小肠平滑肌的收缩曲线有无变化。

5. 肾上腺素的作用　在浴槽中加入1:10000肾上腺素溶液2滴，观察指标同上。

6. 盐酸普萘洛尔的作用　在浴槽中加盐酸普萘洛尔1mg，观察指标同上。观察到明显效应后，再加入1:10000肾上腺素溶液2滴，观察小肠平滑肌的收缩曲线有无变化。

7. 盐酸的作用　在浴槽中加1mol/L盐酸溶液2滴。观察指标同上。

8. 氢氧化钠的作用　在浴槽中加1mol/L氢氧化钠溶液2滴，观察指标同上。

【注意事项】

1. 实验动物应先禁食24小时，于实验前1小时饲喂食物。

2. 实验过程中应力求保持乐氏液的温度稳定、液面的高度固定、通氧速度恒定。实验中可根据平滑肌的反应曲线改变各药液的加入量，实验效果明显后，更换乐氏液要快，以免平滑肌出现不可逆反应。

【思考题】

1. 阿托品、盐酸普萘洛尔、乙酰胆碱、肾上腺素对小肠平滑肌的收缩曲线有何影响？根据哺乳类动物小肠平滑肌的神经支配及神经递质的知识，讨论这些药品引起小肠平滑肌收缩曲线改变的机制。

2. 温度、酸碱度改变对小肠平滑肌收缩曲线有何影响？请讨论小肠内理化环境与小肠平滑肌生理特性间的关系。

3. 加入阿托品后再加入乙酰胆碱，或加入盐酸普萘洛尔后再加肾上腺素对小肠平滑肌的收缩曲线各有何影响？为什么？如将加药顺序颠倒，小肠平滑肌的收缩曲线将如何改变？为什么？

实验三十六 兔胃运动观察
Observation of Rabbit Stomachic Movement

【实验目的】

学习描记胃运动的实验方法；观察兔胃的自主运动曲线，研究神经、体液因素及针刺对胃运动的影响。

【实验原理】

在体内，胃的运动受神经、体液因素的调节。神经调节中，副交感神经通过释放乙酰胆碱使其运动加强，交感神经通过释放去甲肾上腺素使其运动减弱。针刺"足三里"也能影响胃的运动。

【实验对象】

家兔。

【实验材料】

哺乳类动物手术器械，兔手术台，保护电极，压力换能器，小号导尿管，三通开关，注射器（20ml、1ml），3～6cm针灸针，生物信号采集处理系统或二道生理记录仪，20%氨基甲酸乙酯，1:10000乙酰胆碱溶液，1:10000肾上腺素溶液，阿托品，生理盐水。

【实验步骤】

1. 手术

（1）麻醉和固定 用20%氨基甲酸乙酯5ml/kg由兔耳缘静脉注射，待动物麻醉后，取仰卧位固定于兔手术台上。

（2）气管插管 参见实验三十三。

（3）分离迷走神经 分离两侧颈部迷走神经，穿线备用。

2. 描记胃运动

（1）胃内插管 将前端缚有小橡皮囊的导尿管由口腔经食管插入胃内。一般家兔插入约

20cm 左右。

（2）描记胃运动　将胃内插管经三通开关连到压力换能器（套管内不充灌生理盐水）。由打气球从三通开关的侧管打入气体，使囊内压力上升到 1kPa 左右，关闭三通开关的侧管，即可描记胃运动。

3．连接实验仪器装置　胃内插管的压力换能器输入到生物信号采集处理系统或二道生理记录仪。

4．打开二道生理记录仪记录，或打开计算机启动生物信号采集处理系统，点击菜单"实验/实验项目"，按计算机提示逐步进入胃运动观察的实验项目。参数设置见表27（可根据实验实际情况调整各参数）。

表 27　　　　　　　　　　　　　　　仪器参数设置表

	参　　数	MedLab	BL-410	二道生理记录仪
	显示方式	记录仪		
	扫描速度		2.5s/div	
	走纸速度			1mm/s
采	采样间隔	50ms		
	X轴压缩比	20:1		
样	通道	通道2	通道1	多功能放大器
	DC/AC	DC	DC	DC
参	处理名称	张力	张力	
	放大倍数（增益）	50~200	100	100
数	Y轴压缩比	4:1		
	滤波		30Hz	30Hz
	时间常数			
	灵敏度			5~2mV/cm
刺	刺激模式	串刺激		连续刺激
激	时程	30s		30s
器	波宽	1ms		2ms
参	幅度	1V		1V
数	频率	30Hz		30Hz

【观察项目】

1．记录正常胃运动曲线　观察正常情况下的胃运动曲线。

2．针刺"足三里"穴　"足三里"穴在家兔胫前结节下 1cm，向外 0.5cm 处。针刺"足三里"穴，留针15分钟，并经常捻转。观察、记录针刺"足三里"穴对胃运动曲线的影响。

3．刺激迷走神经　电刺激左侧迷走神经，观察、记录电刺激左侧迷走神经对胃运动曲线的影响。

4．注射乙酰胆碱　由耳缘静脉注射 1:10000 乙酰胆碱 0.5ml，观察、记录注射乙酰胆碱对胃运动的影响。

5．注射肾上腺素　由耳缘静脉注射 1:10000 肾上腺素 0.3ml，观察、记录注射肾上腺素对胃运动曲线的影响。

6．注射阿托品　先刺激迷走神经，胃运动明显增强时，从耳缘静脉注射阿托品 0.5~1.0mg，观察、记录注射阿托品对胃运动曲线的影响。再重复实验3、4，观察、记录此时电刺激左侧迷走神经和注射乙酰胆碱对胃运动曲线的影响。

【注意事项】

1. 动物麻醉宜浅，可用低于 5ml/kg 的剂量进行麻醉。

2. 胃内插管时，注意兔气管插管的手术口，防止插管插入气管。

3. 每项实验后，待胃运动曲线恢复正常后，再进行下一项实验。

【思考题】

1. 试用中医理论解释针刺"足三里"穴对胃运动的影响。

2. 刺激迷走神经对胃运动曲线有何影响？简述其作用机制。

3. 注射乙酰胆碱、阿托品和肾上腺素对胃运动曲线各有何影响？为什么？

实验三十七　小白鼠能量代谢的测定
Measurement of Mice Energy Metabolism

【实验目的】

学习封闭式间接测量能量代谢的实验方法；测定甲状腺素对基础代谢率的影响。

【实验原理】

能量代谢是指体内物质代谢过程中所伴随着的能量释放、转移、储存和利用的过程。能量代谢之间具有严格的依存关系，所以通过测定耗氧量即可间接地推算出能量代谢。在内分泌的各种激素中，甲状腺激素能明显促进机体许多组织细胞氧化分解过程，增加机体的耗氧量和产热量，使机体基础代谢率显著增高。

【实验对象】

小白鼠。

【实验材料】

广口瓶，橡皮塞，玻璃管，橡皮管，弹簧夹，水检压计，10ml 注射器，甲状腺素，计时器，碳酸钠钙，液体石蜡。

【实验步骤】

1. 动物分组和实验前准备　实验前 4 天，将实验用小白鼠（2n 只）按性别、体重均匀地分为两组——对照组（n 只）和实验组（n 只）。实验组的小白鼠每天饲服甲状腺素两次，每次 20mg，共 3 天。以同样方法给对照组的小白鼠饲服与甲状腺素等量的饲料。实验前一天动物应禁食、禁水 12～24 小时。

2. 连接实验仪器装置　用打孔器在广口瓶塞上打两个孔，插入相应口径的玻璃管，玻璃管连接橡皮管，再分别连接注射器和水检压计。用液体石蜡密封可能漏气的接口处，使该装置连接严密而不漏气（在注射器内也应涂抹少量液体石蜡，以防止漏气）。检压计内的水柱染成红色。注射器内装 10ml 纯氧（图 77）。

3. 开始实验　将一只小白鼠放入广口瓶内，盖紧广口瓶瓶塞。

【观察项目】

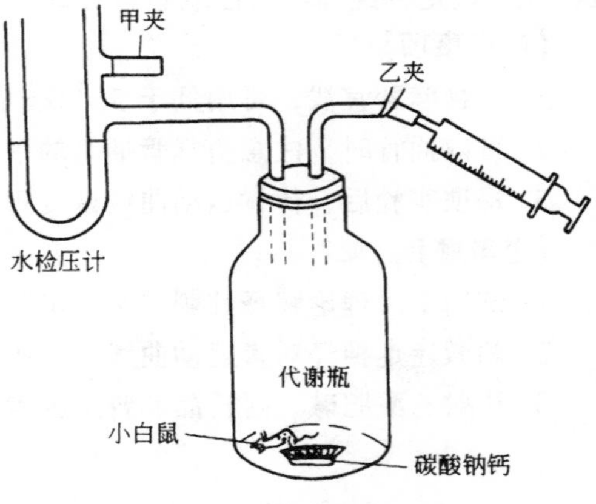

1. 测定消耗 10ml 氧所需要的时间 待小白鼠安静后，夹闭甲夹，同时打开乙夹，将注射器筒芯向前推进 2～3ml，并开始计时。此时可见水检压计与大气相通侧液面上升。待液面回降至原水平时，再将注射器筒芯推进 2～3ml，如此重复，直至共推入 10ml 氧为止。待水检压计两边的水柱液面回降到原水平时，记下全程时间，即为消耗 10ml 氧所需要的时间 T（min）。

2. 计算能量代谢率

图 77 小白鼠能量代谢实验装置

$$能量代谢率 = \frac{每分钟产热总量 \times 60}{体表面积（m^2）}$$

$$= \frac{4.825 \times 4.1840 \times 0.01 \div T \times 60}{0.0913 \times 体重} = 132.67 \times \frac{T}{体重}\left(\frac{kJ/h}{m^2}\right)$$

小白鼠体表面积的计算公式为：$m^2 = 0.0913 \times 体重$

假定小白鼠呼吸商为 0.82，每消耗 1L 氧所产生的热量为 $4.825 \times 4.1840kJ$。

3. 实验结果进行统计学处理 本实验中对照组能量代谢率为 X_2；实验组能量代谢率为 X_1。将 X_2 和 X_1 对应列表，用 t 检验法进行统计学处理，计算 t 值。

t 值公式如下：

$$t = \frac{\overline{X_1} - \overline{X_2}}{\sqrt{\dfrac{\sum(X_1 - \overline{X_1})^2 + \sum(X_2 - \overline{X_2})^2}{n(n-1)}}}$$

其中：X_1 为对照组的能量代谢率；X_2 为实验组的能量代谢率；$\overline{X_1}$ 为对照组的平均能量代谢率；$\overline{X_2}$ 为实验组的平均能量代谢率；n 为每组的动物数。

表 28   几组常用 t 值表

n	$P_{0.05}$	$P_{0.01}$
2	6.314	31.821
5	2.132	3.747
10	1.833	2.821
15	1.761	2.624
20	1.729	2.539

查 t 值表，求 P 值。如 $n=20$，计算的 t 值为：$t=1.523$，$t<P_{0.05}$，则 $P>0.05$；$t=2.130$，$P_{0.05}<t<P_{0.01}$，则 $0.01<P<0.05$；$t=6.268$，$t>P_{0.01}$，则 $P<0.01$（表28）。统计学中，$P>0.05$，表示两组结果无显著性差异；$0.01<P<0.05$，表示两组结果有显著性差异；$P<0.01$，表示两组结果有极显著差异。

【注意事项】

1．碳酸钠钙要新鲜干燥。

2．在实验开始前要预先检查实验装置是否漏气。

3．动物的能量代谢上午、下午不同，与室温也有关系，应予以注意。

【思考题】

1．间接测热法的原理是什么？

2．瓶中放碳酸钠钙的作用是什么？为什么一定要用新鲜干燥的碳酸钠钙？

实验三十八　影响尿生成的因素
Affecting Factors of Urine Forming

【实验目的】

学习家兔尿液收集的实验方法；观察某些神经、体液因素对尿生成的影响。

【实验原理】

尿的生成过程包括肾小球滤过、肾小管和集合管重吸收及分泌、排泄过程。肾小球滤过作用受滤过膜通透性、肾小球有效滤过压和肾小球血浆流量等因素的影响。肾小管和集合管重吸收受小管液的溶质浓度和血液中血管升压素及肾素-血管紧张素-醛固酮系统等因素的影响。凡能影响上述各种因素者，均可影响尿的生成。

【实验对象】

家兔。

【实验材料】

哺乳类动物手术器械，兔手术台，气管插管，动脉插管，生物信号采集处理系统或二道生理记录仪，压力换能器，记滴棒，膀胱漏斗，输尿管导管（或细塑料管），注射器（2ml和20ml），丝线，纱布，尿糖试纸，生理盐水，20%氨基甲酸乙酯，0.1%肝素，20%葡萄糖溶液，1:10000 去甲肾上腺素溶液，垂体后叶素，速尿。

【实验步骤】

1．手术

（1）麻醉和固定　用20%氨基甲酸乙酯 5ml/kg 由家兔耳缘静脉注射，待动物麻醉后，取仰卧位固定于兔手术台上。

（2）气管插管　参见实验三十三。

（3）颈总动脉插管　在气管旁分离左侧颈总动脉，按常规插管（参见实验二十七）。

（4）分离迷走神经　分离两侧颈部迷走神经，穿线备用。

2．尿液收集方法

（1）输尿管插管法　腹部剪毛，自耻骨联合上缘沿正中线向上作一长约 5cm 的皮肤切口，再沿腹白线剪开腹壁和腹膜（勿损伤腹腔脏器），找到膀胱，将膀胱慢慢向下翻转，移出体外腹壁上。暴露膀胱三角，在膀胱底部找出两侧输尿管，并从周围组织中小心分离一小段输尿管。用丝线将输尿管近膀胱端结扎，然后在结扎上方的管壁处斜剪一小切口，把充满生理盐水的细塑料管向肾脏方向插入输尿管内，用丝线结扎、固定。再以同样方法插好另一侧输尿管。两侧的细塑料插管可用 Y 形管连起来。此时，可看到尿液从细塑料管中慢慢逐滴流出。手术完毕后，将膀胱与脏器送回腹腔，用温生理盐水纱布覆盖在腹部创口，以保持腹腔内温度。

（2）膀胱插管法　同上述输尿管插管法，切开腹壁将膀胱轻移至腹壁上。先辨认清楚膀胱和输尿管的解剖部位，在两侧输尿管下穿线，将膀胱翻向头侧。用丝线结扎膀胱颈部，以阻断它与尿道的通路，然后在膀胱顶部选择血管较少处剪一纵行小切口，插入膀胱插管（可用一滴管代替），插管不要紧贴膀胱后壁而堵塞输尿管。将切口边缘用丝线固定在插管壁上。此时，可看到尿液从插管中缓慢逐滴流出。手术完毕后，用温热的生理盐水纱布覆盖在腹部的膀胱与脏器上，以保持温度。

3．连接实验仪器装置

（1）动脉插管经压力换能器输入到生物信号采集处理系统或二道生理记录仪，记录动脉血压曲线。

（2）记滴棒输入到生物信号采集处理系统或二道生理记录仪记录尿量。

4．打开二道生理记录仪记录，或打开计算机启动生物信号采集处理系统，点击菜单"实验/实验项目"，按计算机提示逐步进入影响尿生成的因素的实验项目。参数设置见表 29（可根据实验实际情况调整各参数）。

表 29　　　　　　　　　　　　仪器参数设置表

	参　　数	MedLab		BL-410		二道生理记录仪	
	显示方式	记录仪					
	扫描速度			2.5s/div			
	走纸速度					1mm/s	
采	采样间隔	1ms					
样	X 轴压缩比	20:1					
参	通道	通道 1	通道 4	通道 1	通道 2	血压放大器	多功能放大器
数	DC/AC	DC	DC	DC	DC	DC	DC
	处理名称	血压		血压	记滴	血压	记滴
	放大倍数(增益)	100～200	5～50	100	100	100	50
	Y 轴压缩比	4:1	4:1				

续表

参　　数		MedLab	BL-410	二道生理记录仪
采样参数	滤波		30Hz	30Hz
	灵敏度			5~2mV/cm
刺激器参数	刺激模式	串刺激	刺激	连续刺激
	时程	30s		30s
	波宽	1ms	2ms	2ms
	幅度	1V	1V	1V
	频率	30Hz		30Hz

【观察项目】

1. 记录基础尿量（滴/分）和动脉血压曲线　记录实验前动物的基础尿量（滴/分）作为正常对照数据，同步记录动脉血压曲线作为参照曲线。

2. 注射生理盐水　从耳缘静脉迅速注入 37℃ 生理盐水 20ml，记录尿量、动脉血压曲线的变化。

3. 注射去甲肾上腺素　从耳缘静脉注射 1:10000 去甲肾上腺素溶液 0.5ml，记录尿量、动脉血压曲线的变化。

4. 注射 20% 葡萄糖　用尿糖试纸接取 1 滴尿液进行尿糖测定（见附注），然后从耳缘静脉注射 20% 葡萄糖溶液 5ml，记录尿量、动脉血压曲线的变化。在尿量明显增多时，再用尿糖试纸接取 1 滴尿液进行尿糖测定。

5. 剪断右侧颈迷走神经　剪断右侧颈迷走神经，以中等强度的电压刺激迷走神经的外周端，使动脉血压下降并维持在 5.33~6.67kPa（40~50mmHg）水平 30~60s，记录尿量、动脉血压曲线的变化。

6. 注射速尿　从耳缘静脉注射速尿（5mg/kg 体重），记录尿量和动脉血压曲线的变化。

7. 注射垂体后叶素　从耳缘静脉注射垂体后叶素 2~5U，记录尿量、动脉血压曲线的变化。

8. 动脉插管放血　分离一侧股动脉，插管放血，使动脉血压迅速下降至 10.7kPa（80mmHg）以下，记录尿量、动脉血压曲线的变化。当停止放血后，继续记录一段时间。

9. 补充循环血量　从耳缘静脉注入 37℃ 生理盐水以补充循环血量，记录尿量、动脉血压曲线的变化。

【注意事项】

1. 为保证动物在实验时有充分的尿液排出，实验前给兔多喂青菜或水，以增加其基础尿量。

2. 手术操作要轻柔，腹部切口不易过大，不要过度牵拉输尿管，以免因输尿管挛缩而不能导出尿液。剪腹膜时，注意勿伤及内脏。

3. 输尿管插管时，应仔细辨认输尿管，要将插管插入输尿管管腔内，注意不要插入管壁与周围结缔组织间，也不要扭曲输尿管，否则可能会妨碍尿液排出。

4. 本实验需多次兔耳缘静脉注射，故需注意保护耳缘静脉，开始注射时应尽量从耳尖部位开始，再逐步向耳根移行，以免造成后期注射困难。必要时也可用静脉留置针，或在股静脉插管进行输液和注射药品。

5. 每项实验前均应有对照数据和记录，原则上是前一项效应基本消失，尿量和血压基本恢复到正常水平后再进行下一项实验。

【思考题】

1. 本实验中哪些因素是通过影响肾小球滤过作用而影响尿量的？哪些因素是通过影响肾小管和集合管的重吸收作用而影响尿量的？

2. 实验采用尿量和动脉血压曲线同步记录的方法有何意义？能说明什么问题？

3. 注射20%葡萄糖前后为什么要作尿糖定性试验？尿糖和尿量之间有何关系？

4. 动脉插管放血后与放血前比较，尿量和动脉血压曲线各有何变化？为什么？

【注】尿糖试验方法　用"尿糖试纸"测定尿中葡萄糖。取一条试纸，用试纸的粉红色测试区蘸取一滴刚流出的新鲜尿液，观察粉红色测试区的颜色，若粉红色测试区转为暗红色或黑色，则表示尿糖实验阳性（尿糖含量可经比色卡测知）。若粉红色测试区颜色不变，则为尿糖阴性。

实验三十九　动物肾上腺摘除后的观察
Observation of Animal Extirpated Adrenal Gland

【实验目的】

学习摘除动物肾上腺的方法；观察摘除肾上腺后动物存活率、姿态活动、肌肉紧张度及游泳运动的变化，掌握肾上腺皮质激素对动物应激能力的影响。

【实验原理】

肾上腺分皮质和髓质两部分。皮质主要释放糖皮质激素和盐皮质激素：糖皮质激素的主要功能是影响体内糖、蛋白质和脂肪的中间代谢，并能增加机体对有害刺激的应激能力；盐皮质激素主要参与水盐代谢的调节。因此，肾上腺皮质激素为维持机体生命活动所必需。动物摘除肾上腺后，糖皮质激素缺乏，引起糖、蛋白质、脂肪代谢发生紊乱，应激能力降低，对寒冷等有害刺激的耐受力降低。盐皮质激素缺乏，水盐代谢紊乱，动物最终因循环衰竭而死亡。

【实验动物】

小白鼠。

【实验材料】

哺乳类动物手术器械，蛙板，500ml烧杯，秒表，天平，棉球，内盛4℃～5℃冷水的水槽，生理盐水，75％酒精，乙醚。

【实验步骤】

1. 动物分组　选择成熟、健康、体重相近（30g 左右）的小白鼠 20 只，分别称重编号后随机分为对照组和实验组，每组各 10 只，雌雄数量对等。

2. 摘除动物两侧肾上腺　取实验组小白鼠置于倒置的大烧杯中，投入一小团浸有乙醚的棉球，将其麻醉后，取俯卧位固定于蛙板上，剪去背部的毛，用 75％酒精消毒手术部位和手术者的手，手术器械也需消毒（可置盘中用 75％酒精浸泡 10 分钟）。

在小白鼠背部胸腰椎交界处正中线作一长约 2cm 的皮肤切口，切口前端起自第 10 胸椎水平。用镊子夹住创口皮肤，将切口牵向左侧，再用蚊式钳轻轻分离肌层。在左肋弓下缘中线旁开 0.5cm 处作一长约 1cm 的斜向切口，用镊子撑开此肌层切口，并以小镊子夹盐水棉球，轻轻推开腹腔内的脏器组织，便可在肾的上方找到被脂肪组织包裹的淡黄色绿豆大小的肾上腺。用止血钳紧紧夹住肾上腺与肾之间的血管和组织，再用眼科剪或小镊子将肾上腺摘除。夹住血管断端的止血钳仍应再夹片刻（不必用线结扎）。

将背部正中线切口牵向右侧，再按上述方法摘除右侧肾上腺。注意右侧肾上腺的位置略高于左侧，且靠近腹主动脉和下腔静脉，手术时应加小心，切勿损伤大血管。手术完毕后，依次用细线缝合肌层和皮肤切口，并用 75％酒精消毒皮肤缝合口。对照组小白鼠也应进行与实验组相同的手术创伤，但不摘除肾上腺。

3. 术后动物饲养　术后两组动物在相同条件下饲养 1 周，室温应尽量保持在 20℃ ～ 25℃，喂以高热量和高蛋白饲料，饮水供应充分。

【观察项目】

1. 观察肾上腺摘除对动物存活率的影响　小白鼠经上述手术后饲养 1 周，于第 8 天分别统计两组小白鼠的存活率，并将存活的小白鼠分别称重。比较实验组与对照组的存活率和体重的变化。

2. 观察肾上腺摘除对小白鼠的姿态活动及肌肉紧张度的影响　对术后饲养 1 周仍存活的小白鼠从第 8 天起停止喂食，只供饮水 2 天，第 10 天分别从实验组和对照组各取小白鼠 2 只，置于实验桌上，观察比较它们经过 2 天禁食后活动姿态及肌肉紧张度等的变化。

3. 观察肾上腺摘除对小白鼠游泳运动的影响　同上，将禁食 2 天的两组小白鼠各取 3 只投入盛有 4℃ ～5℃ 冷水的水槽中，并按动秒表记录各组小白鼠在水中的游泳时间，直至该组小白鼠全部溺水下沉为止。比较两组小白鼠游泳运动时间。

4. 观察小白鼠游泳运动后恢复情况　将溺水下沉的小白鼠及时捞起后，分别观察记录两组小白鼠恢复活动的时间和活动情况，并进行比较。

【注意事项】

1. 麻醉勿过深。

2. 进行肾上腺摘除术时动作要轻柔，勿用力按压小白鼠，以避免动物窒息致死。

3. 剥离背部肌层，寻找肾上腺时，注意避开该处附近的血管，尽量减少出血。

4. 术后的小白鼠尽可能分笼单独饲养，以免其互相撕咬致死。

【思考题】

1．摘除肾上腺后的小白鼠与保留肾上腺的小白鼠在冷水中的游泳能力及溺水后恢复活动的时间有何差异？为什么会有这些差异？

2．如果只摘除小白鼠的肾上腺髓质而保留皮质，其对寒冷刺激的耐受力如何？为什么？

实验四十　反射弧的分析
The Analysis of Reflex Arc

【实验目的】

利用脊蛙分析反射弧的组成，探讨反射弧的完整性与反射活动的关系。

【实验原理】

在中枢神经系统参与下，机体对刺激所引起的适应性反应称为反射；反射活动的结构基础是反射弧，包括感受器、传入神经、中枢、传出神经和效应器五部分。反射弧的任何一部分受到破坏，均不能实现完整的反射活动。

【实验对象】

蛙或蟾蜍。

【实验材料】

蛙类手术器械，铁支架，双凹夹，肌夹，刺激电极，电刺激器，棉球，纱布，烧杯，1%硫酸溶液。

【实验步骤】

制备脊蛙　取蛙一只，用粗剪刀横向伸入口腔两侧口裂剪去上方头颅，保留下颌部分，以棉球压迫创口止血，然后用肌夹夹住下颌，悬挂在铁支架上（图78）。此外也可用探针由枕骨大孔刺入颅腔捣毁脑组织，以一小棉球塞入创口止血。

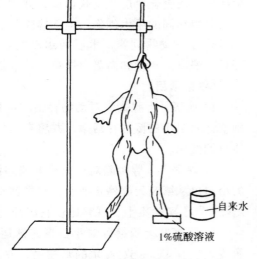

图78　用1%硫酸溶液浸泡足趾尖产生屈肌反射

【观察项目】

1．用培养皿盛1%硫酸溶液，将蛙左侧后肢的脚趾尖浸于硫酸溶液中，观察屈肌反射有无发生。然后用烧杯盛自来水洗去皮肤上的硫酸溶液。并用纱布擦干（图78）。

2．围绕左侧后肢在趾关节上方皮肤作一环状切口，将足部皮肤剥掉，重复步骤1，观察屈肌反射有无发生。

3．按步骤1的方法以硫酸溶液刺激右侧脚趾尖，观察屈肌反射有无发生。

4．分离、剪断坐骨神经　在右侧大腿背侧剪开皮肤，在股二头肌和半膜肌之间分离坐骨神经，在神经上作两个结扎，在两个结扎之间剪断神经，并重复实验步骤3，观察右后肢的反应。

5．以适当强度的连续脉冲刺激右坐骨神经的中枢端和外周端，观察实验变化。

6．以探针破坏蛙的脊髓，再分别刺激右坐骨神经的中枢端和外周端，观察实验变化。

7．直接电刺激右侧腓肠肌，观察腓肠肌活动变化。

【注意事项】

1．剪颅脑部位应适当，太高则脑组织部分残留，可能会出现自主活动；太低则伤及高位脊髓，可能使上肢的反射消失。

2．破坏脊髓时应完全，以见到两下肢伸直、肌肉松软为指标。

3．浸入硫酸中的部位应仅限于趾尖部位，每次浸入的范围、时间要相同，趾尖不能与培养皿接触。

4．每次用硫酸刺激后，应立即用自来水洗去皮肤残存的硫酸，再用纱布擦干，以保护皮肤并防止再次接受刺激时冲淡硫酸溶液。

5．剥离脚趾皮肤要干净，以免影响结果。

【思考题】

1．用反射弧分析各项实验会出现什么结果？其机理是什么？

2．何为屈肌反射？用硫酸溶液浸趾尖引起的屈肌反射的反射弧包括哪些具体组成部分？

实验四十一　脊髓反射特征
Spinal Reflex Characteristic

【实验目的】

利用脊蛙观察脊髓反射活动的基本特征。

【实验原理】

将动物的高位中枢切除，只保留脊髓的动物称为脊动物。此时，动物产生的各种反射活动为脊髓反射。脊髓反射具有总和、后放、扩散、抑制等特征。

【实验对象】

蛙或蟾蜍。

【实验材料】

蛙类手术器械，铁支架，双凹夹，肌夹，电刺激器，刺激电极，秒表，烧杯，滤纸，纱布，0.3%～0.5%硫酸溶液，任氏液，食盐结晶颗粒。

【实验步骤】

制备脊蛙　参见实验四十。

【观察项目】

1．反射时的测定　由刺激感受部分到反射活动出现所需的时间称为反射时。分别将蟾蜍左、右后肢的脚趾尖浸入装有 0.3%硫酸溶液的培养皿中（两侧浸没的范围应相等，仅限于趾尖），秒表分别记录左、右后肢从浸入时到腿产生屈曲所需要的时间。然后用烧杯盛清水洗净皮肤上的硫酸，并用纱布擦干，重复 3 次（注意每次浸入的部位、时间必须一致），求其平均值即为反射时。用 0.5%硫酸溶液重复上述步骤。

2．总和

（1）空间总和　将两个刺激电极各连接至刺激器后，分别接触蟾蜍同一后肢的相互紧靠的两处皮肤，并各自找出接近阈值的阈下刺激强度，当分别进行单个电刺激时均不引起反应，然后以同样的阈下刺激强度，同时刺激上述两处的皮肤，观察。

（2）时间总和　用一个刺激电极，以其阈下刺激强度反复刺激同一处皮肤，观察有无反射发生。

3．后放　用适宜强度的重复电刺激蟾蜍后肢皮肤，以引起蟾蜍的反射活动后立即停止刺激，观察是否有连续的反射活动发生，并以秒表计算自刺激停止时起，到反射动作结束之间的时间。比较强刺激与弱刺激的后放时间。

4．扩散　以弱的重复电刺激蟾蜍的前肢，观察反应部位的范围。逐渐加大刺激的强度，观察在强刺激下其反应部位有无增加。

5．抑制

（1）传入侧支抑制（交互抑制）　测定反射时后，用血管钳夹住一侧前肢，待动物安静后，再重复测定该侧后肢的反射时，观察反射时有无延长。

（2）中枢抑制（谢切诺夫抑制、CereHoB抑制）　另取一只蟾蜍，沿蟾蜍眼睛后缘剪去头部（即相当于切除大脑半球部分），将下颌穿线，悬于铁支架上，测定反射时后，用滤纸将头部创口的血液拭干，取面较平、大小适宜的干燥盐结晶颗粒放于视丘断面上，待动物安静后，立即测定反射时，取去盐粒，将动物头朝下用任氏液充分洗涤视丘断面，再测反射时，比较结果有何不同。

6．搔爬反射　将浸以硫酸溶液的小滤片一块，约1cm×1cm，贴在脊蟾蜍腹部下段皮肤上，可见四肢均向此处搔爬，直到除掉滤纸片为止。

【注意事项】

1．剪掉蟾蜍颅脑时，应将蟾蜍的头部朝下，腹部朝上，以防止其蟾酥向人喷射。

2．接触电极的皮肤部位应有一定的湿度，以免皮肤过于干燥引起电阻增大，导致电流强度减少而影响刺激效应。

3．找准刺激的阈值，以便确定阈下刺激与阈上刺激。

【思考题】

1．何谓反射时？影响反射时长短的主要因素是什么？

2．以突触传递、中枢神经元之间联系方式和中枢抑制等理论知识，解释脊髓反射的总和、后放、扩散、抑制等现象的机理。

3．临床上常用于检查脊髓反射的人体腱反射有哪些？它们的反射弧怎样？

实验四十二　自主性神经递质的释放
Releasing of Automatic Neurotransmitter

【实验目的】

学习在体蛙心灌流技术，加深对化学递质学说的理解。

【实验原理】

1921 年，Offo Loewi 在实验中将两个蛙心用任氏液灌流系统连接起来，当刺激甲蛙心的迷走神经时，该心的搏动受到抑制，随后乙蛙心的搏动也受到抑制，这意味着在甲蛙心的迷走神经受到刺激时释放了某种化学物质经灌流液而传递到乙蛙心。这个实验确凿地证明了冲动传递是通过神经末梢释放化学物质即神经递质来实现的。

【实验对象】

蛙或蟾蜍。

【实验材料】

常用蛙类手术器械，蛙心夹，生物信号采集处理系统或二道生理记录仪，张力换能器，保护电极，特制蛙心插管，特制 T 形管，滴管，螺旋夹，气门芯，500ml 下口抽滤瓶，任氏液，2×10^{-5} 毒扁豆碱任氏液，1×10^{-5} 阿托品任氏液。

【实验步骤】

1. 破坏蟾蜍脑和脊髓，将其仰卧固定在蛙板上。

2. 暴露迷走交感神经干　在一侧的下颌角与前肢之间剪开皮肤，分离提肩胛肌并小心剪断，在其深部寻找一血管神经束，内有动脉、静脉和迷走交感神经干，分离神经干穿线备用。

3. 心脏标本的制备　剪开胸骨及心包，暴露心脏，用蛙心夹在心舒张期夹住心尖部，将心脏提起，仔细辨认出心脏的 9 条血管。只保留左主动脉和左肝静脉，其余全部结扎。将左肝静脉作输入管用，插管后用任氏液灌流，待心脏完全变白后，再行左主动脉插管作输出管用。用任氏液灌注并保持灌流系统通畅。

4. 两心脏的连接　将甲蛙心作供递质心，乙蛙心作受递质心，通过特制 T 形管的两侧管及气门芯将甲、乙两心连接起来（图 79），T 形管的中间管接一段胶管垂直放置，调节其高度使灌流液不至溢出为度。

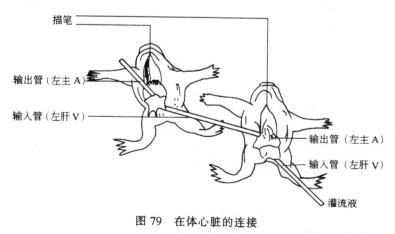

图 79　在体心脏的连接

5. 连接实验仪器装置　两蛙心分别通过蛙心夹连于张力换能器并输入二道生理记录仪或生物信号采集处理系统。

6．打开二道生理记录仪记录，或打开计算机启动生物信号采集处理系统，点击菜单"实验/实验项目"，按计算机提示逐步进入记录张力活动的实验项目。参数设置见表 30（可根据实验实际情况调整各参数）。

表 30 仪器参数设置表

	参　数	Medlab 系统		BL-410 系统	RM6240B/C 系统	二道生理记录仪
采样参数	显示方式	记录仪			连续示波	
	扫描速度			1.0s/div	1.0s/div	1mm/s
	采样间隔	2ms			1kHz	
	X 轴压缩比	50:1				
	通道	通道 1、2	通道 4	通道 1、2	通道 1、2	多功能放大器
	DC/AC	DC	记录刺激标记	DC	DC	DC
	处理名称	张力	刺激标记	张力	张力	
	放大倍数	50～100	5～50	20～50	10mV	100
	Y 轴压缩比	4:1	64:1			
	滤波			10Hz	30Hz	30Hz
	灵敏度					2～5mV
刺激器参数	刺激模式	单刺激		单刺激	单刺激	单刺激
	延时	1ms		1ms	1ms	1ms
	波宽	5ms		5ms	5ms	5ms
	幅度	0.5V		0.5V	0.5V	0.5V

【观察项目】

1．选择适当走纸速度，记录一段正常心搏（心率和心脏收缩幅度）曲线。

2．以表 30 中的刺激参数刺激甲蛙迷走交感神经干，待甲蛙心出现明显效应后，停止刺激，观察乙蛙心搏动的变化。

3．用 $2×10^{-5}$ 毒扁豆碱（抗胆碱酯酶药）任氏液做灌流液，重复 1 和 2 项实验，观察此溶液对心搏的影响。

4．用 $1×10^{-5}$ 阿托品任氏液灌流心脏，重复 1 和 2 项实验，观察心搏有何变化。

一般认为低压刺激易产生迷走效应；高频、高压刺激易产生交感效应；中等频率和中等电压的刺激往往出现先迷走后交感的双重效应；左侧神经干的迷走作用较强，右侧交感作用较强。另外，交感和迷走的作用随季节、温度、动物的个体差异变化较大。

【注意事项】

1．选用两蛙的大小、心搏幅度、频率相近者为宜。

2．血管结扎要牢，连接两蛙心的胶管应尽量短。

3．灌流压和速度要保持恒定。

4．两个通道的参数需一致。

【思考题】

1. 为什么所选用蛙的大小、心搏幅度、频率宜相近，如果不相近会有什么结果？

2. 用不同的频率和电压的刺激作用于迷走交感神经干，会出现不同的效果，可能的原因是什么？

实验四十三　破坏小鼠一侧小脑的实验观察
Observation of The Destruction on Animal's Cerebellum

【实验目的】

观察毁坏小白鼠一侧小脑后肌紧张失调和平衡功能障碍现象。

【实验原理】

小脑是躯体运动的重要调节中枢之一，古小脑（绒球小结叶）调节身体的平衡；旧小脑参与调节肌紧张和随意运动的协调，新小脑参与随意运动的设计。小脑损伤后可发生躯体运动障碍，表现为身体平衡失调，肌张力增强或减弱以及共济失调。

【实验对象】

小白鼠。

【实验材料】

哺乳类动物手术器械，鼠手术台，探针，干棉球，纱布，200ml 烧杯，乙醚。

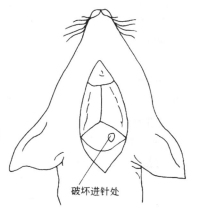

破坏进针处

图 80　破坏小白鼠小脑位置示意图

【实验步骤】

1. 术前观察　手术前观察正常小鼠的运动情况。

2. 麻醉　将小白鼠罩于烧杯内，然后放入一团浸透乙醚的棉球，待其呼吸变为深而慢且不再有随意运动时，将其取出。

3. 手术　将小白鼠俯卧于鼠台上，用镊子提起头部皮肤，用剪刀在两耳之间头正中横剪一小口，再沿正中线向前方剪开长约 1cm，向后剪至枕部耳后缘水平，将头部固定，用手术刀背剥离颈肌，暴露顶间骨，通过透明的颅骨可看到顶间骨下方的小脑，再从顶间骨一侧的正中，用探针垂直刺入深 3～4mm，再将探针稍作搅动，以破坏该侧小脑。探针拔出后用棉球压迫止血（图 80）。

【观察项目】

待小白鼠清醒后观察其运动情况，可见小鼠行走不平衡，总向伤侧的方向旋转或翻滚，其站立姿势及肢体肌紧张度也有明显变化。

【注意事项】

1. 麻醉不可过深，以防死亡，也不要完全密闭烧杯，避免窒息死亡。

2. 捣毁小脑时不可刺入过深，以免伤及中脑、延髓或对侧小脑，也不能过浅，小脑未被损伤，反而成为刺激作用。

【思考题】

1. 一侧小脑损伤会导致动物躯体运动和站立姿势发生何种变化？为什么？

2. 小脑有哪些功能？

实验四十四　兔大脑皮层运动区功能定位
Cerebral Motor Function Localization

【实验目的】

通过电刺激兔大脑皮层不同部位，观察相关肌肉收缩活动，了解大脑皮层运动区与肌肉运动的定位关系及特点。

【实验原理】

动物和人的躯体运动受大脑皮层支配。在大脑皮层运动区有精细的功能定位，电刺激大脑皮层运动区不同部位，能够引起躯体特定的肌肉发生短促的收缩。这些皮层部位呈秩序排列，特别在人和高等动物的中央前回最为明显，称为皮层运动区机能定位或运动的躯体定位结构。在较低级的哺乳类动物如兔、大鼠，其大脑皮层运动区机能定位已初步形成。

【实验对象】

家兔。

【实验材料】

哺乳类动物手术器械，颅骨钻，小咬骨钳，明胶海绵，纱布，生理盐水，20% 氨基甲酸乙酯，气管插管，丝线，电刺激器，同心圆电极，骨蜡，液体石蜡。

【实验步骤】

1. 麻醉动物　由兔耳缘静脉注射 20% 氨基甲酸乙酯（4ml/kg 体重）。

2. 气管插管　参见实验三十三。

3. 头部手术　将兔转为俯卧位固定于手术台上，剪去头部的毛，沿颅顶正中线切开头皮，用刀柄刮去骨膜，暴露头顶骨缝标志，选择冠状缝后，矢状缝旁开 0.5cm 处用颅骨钻钻孔（钻孔时注意不要伤及矢状缝，以免大出血），用小咬骨钳扩大创口，咬骨时切勿损伤硬脑膜并注意随时止血（颅骨创口出血用骨蜡止血，皮层表面血管出血用明胶海绵止血），用小镊子夹起硬脑膜并用眼科剪小心剪开，暴露大脑皮层，将温热（39℃～40℃）的液体石蜡滴在暴露的皮层上，以防皮层干燥。手术完毕后即放松动物的四肢，以便观察。

【观察项目】

1. 绘制一张皮层轮廓图，以备记录使用（图 81）。

2. 将同心圆电极的连线与电刺激器相连。参考电极放于兔的背部，剪去此处的毛并用少许生理盐水湿润以便接触良好。用同心圆电极接触到皮层表面，逐点刺激一侧大脑皮层的不同部位。

刺激参数：波宽 0.1～0.2ms，刺激频率 20～50Hz，刺激强度 10～20V，每次刺激持续 5～10s，每次刺激后休息 1～2 分钟。观察刺激不同部位引起的肢体和头面部运动的情况，并将观察的结果标记在皮层轮廓图上。

3. 在另一侧大脑皮层重复上述实验。

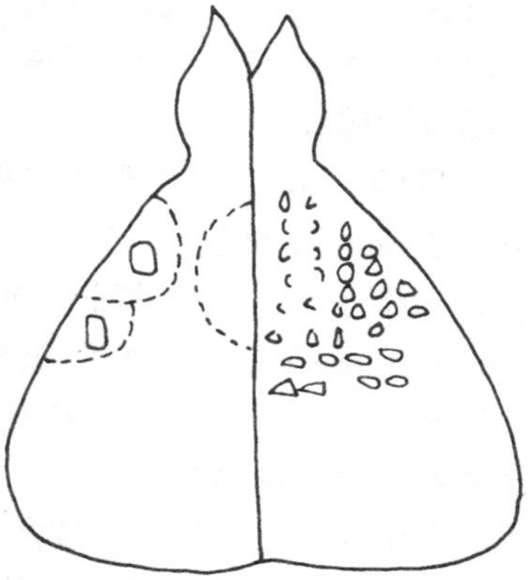

【注意事项】

1. 刺激不宜太强，选用的刺激强度可先用同心圆电极刺激切口附近皮下肌肉，确定引起肌肉收缩的最小刺激强度，以该强度为参考值略调整即可。

2. 刺激点自头部前端点向后部，自内向外按顺序刺激，每隔 0.5mm 为一点，每次刺激由弱渐强，以出现反应为度，每次刺激持续 5～10s 才能确定有无反应，因为刺激大脑皮层引起骨骼肌收缩的潜伏期较长。

3. 颅骨扩大创面出血较多时，可先行短暂夹闭双侧颈总动脉，开颅术后即松开动脉夹恢复血流。

图 81　兔大脑皮层的刺激效应

4. 动物麻醉不宜过深，也不宜过浅，呈中等麻醉状态，即表现为动物瞳孔扩大，夹趾反应引起的屈肌反射减弱，肌张力中度松弛而不是显著松弛，角膜反射明显减弱而不是完全消失。

【思考题】

1. 刺激兔大脑皮层一定区域会引起何侧肢体运动？为什么？

2. 根据实验结果，分析大脑皮层运动区有何特征？

3. 刺激大脑皮层引起骨骼肌收缩的神经路径是什么？

实验四十五　去大脑僵直
Decerebrate Rigidity

【实验目的】

观察去大脑僵直现象，验证中枢神经系统有关部位对肌紧张具有调节作用。

【实验原理】

中枢神经系统对伸肌的肌紧张具有易化作用与抑制作用，通过这两种作用使骨骼肌保持适当的肌紧张，以维持机体正常姿势。脑干网状结构是这两种作用发生功能联系的一个重要整合机构。如在动物中脑及上、下丘之间离断脑干，则抑制肌紧张的作用减弱而易化肌紧张的作用相对加强，动物将出现头尾昂起、四肢伸直、脊柱挺硬的角弓反张现象，称为去大脑僵直。

【实验对象】

家兔。

【实验材料】

哺乳类动物手术器械，颅骨钻，小咬骨钳，骨蜡，明胶海绵，纱布，气管插管，丝线，生理盐水，液体石蜡，20％氨基甲酸乙酯。

【实验步骤】

1．麻醉　由兔耳缘静脉注射20％氨基甲酸乙酯4ml/kg体重。

2．颈部手术　将兔仰卧位固定于手术台上，剪去颈部的毛，沿颈部正中线切开皮肤，分离皮下组织及肌肉，暴露气管，插入气管插管，找出两侧颈总动脉，分别穿线结扎，以避免脑部手术时出血过多。

3．脑部手术　将兔转为俯卧位，头部抬高，固定，剪去头顶部的毛，自两眉弓至枕部沿矢状缝将头皮切开，暴露头骨及颞肌，

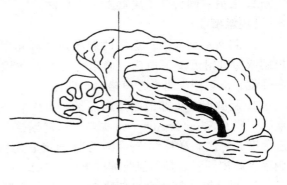

图82　切断部位

将颞肌上缘附着在头骨的部分切开，用手术刀柄将颞肌自上而下地剥离扩大顶骨暴露面，并刮去颅顶骨膜，用颅骨钻在顶骨两侧各钻一孔，用咬骨钳沿骨孔朝后渐渐扩大创口至枕骨结节，暴露出双侧大脑半球的后缘，用小镊子夹起硬脑膜，仔细剪除，暴露出大脑皮层并滴少许石蜡油以防脑表面干燥。

4．横断脑干　松开动物四肢，左手将动物的头托起，右手用手术刀柄从大脑半球后缘与小脑之间伸入，轻轻托起两大脑半球枕叶，即可见到中脑上、下丘部分（四叠体），用手术刀在上、下丘之间向裂口方向呈45°角插至颅底，将脑干横断（图82）。

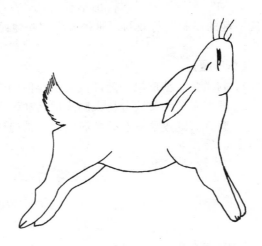

图83　去大脑僵直

【观察项目】

1．将兔摆放成侧卧位，几分钟后可见兔的躯干和四肢逐渐变硬伸直，前肢较后肢更明显，头昂举，尾上翘，呈角弓反张状态，即为去大脑僵直现象（图83）。

2．明显的僵直现象出现后，在下丘稍后方再次切断脑干，观察肌紧张变化。

【注意事项】

1．动物麻醉不宜过深，可给半量以免去大脑僵直不出现。术中动物挣扎可给少许局部麻醉。

2．咬骨接近骨中线和枕骨时尤需防止伤及矢状窦而致大出血，应暂时保留矢状窦处的颅骨，细心将矢状窦与头骨内壁剥离，然后再轻轻去除保留的颅骨，并在矢状窦的前后两端

各穿一线结扎。

3. 横断脑干几分钟后，僵直仍不明显时，可试用牵拉四肢（肢体伸肌传入）、扭动颈部（颈肌传入）、动物仰卧（前庭传入）等办法，使僵直易于出现。

4. 切断部位要准确，过低将伤及延髓，导致呼吸停止，过高则不出现去大脑僵直现象。如动物横断脑干后 5～10 分钟仍不出现僵直现象，呼吸尚平稳，可在原切断面再向后 2mm 处重新切一刀。

5. 横断脑干时，可将兔放于地上操作。

【思考题】

1. 去大脑僵直产生的机制是什么？

2. 什么叫 α 僵直和 γ 僵直？去大脑僵直应属于哪种僵直？为什么？

3. 将动物脊髓的背根切断，会出现什么结果？

实验四十六　人体脑电图的描记
Tracing of Human Body's EEG

【实验目的】

学习记录脑电图的方法和辨认正常脑电图的波形。

【实验原理】

大脑皮层的神经元在未受到明显刺激的状态下，存在着持续不断的节律性电活动，称为自发性脑电，把引导电极放在头皮上，借助于电生理仪器，将这种自发性脑电记录下来，所得到的图形称脑电图。它是一些有规律变化的波形，据其频率和幅度的不同可分为 α 波、β 波、θ 波、δ 波四种。

【实验对象】

成年人。

【实验材料】

脑电图机或生物信号采集处理系统（附隔离系统），屏蔽室，电极固定帽，盘状表面引导电极，电极糊，75% 酒精棉球。

【实验步骤】

1. 连接实验仪器装置　受试者静坐于舒适的靠背椅上，保持放松姿势和清醒状态。用 75% 酒精棉球擦拭耳垂、额和头顶皮肤，并涂以电极糊，把两对引导电极分别放置在左额部、左顶部、右额部和右顶部，用电极固定帽加以固定，地线轻轻夹在耳垂上。两对电极分别和脑电图机面板上 1 通道和 2 通道输入接口相连接，或与生物信号采集处理系统输入接口相连接。

2. 打开脑电图机或计算机，启动生物信号采集处理系统，点击菜单"实验/实验项目"，按计算机提示逐步进入脑电图的实验项目。参数设置见表 31（可根据实验实际情况调整各参数）。

表31   **仪器参数设置表**

系 统	参 数	
脑电图机	整机灵敏度	100mV/cm
	时间常数	0.1～0.3s
	高频滤波	30～100Hz
	走纸速度	1～3cm/s
MedLab 系统	显示方式	示波器
	采样间隔	1ms
	X 轴压缩比	10:1
	通道	通道1 通道2
	DC/AC	AC AC
	处理名称	脑电 脑电
	放大倍数	10000 10000
	Y 轴压缩比	4:1 4:1
BL-410	放大倍数	5000
	采样频率	100Hz
	时间常数	5s
	扫描速度	50.00ms/div
BM6240C	显示方式	示波器
	采样频率	800Hz
	时间常数	1s
	滤 波	10Hz
	扫描速度	200ms/div
	放大倍数	100

【观察项目】

1．令受试者安静闭目，肌肉放松，精神松弛。头靠在椅背上，记录并观察脑电波波形，此时应出现 α 梭形波。

2．令受试者睁眼，记录并观察脑电波波形，此时应出现 β 波。

3．令受试者安静闭目，不思考问题，记录并观察一段脑电波。出现 α 波时，再令受试者睁眼5秒，观察 α 波是否消失。

4．令受试者在闭目安静情况下，接受一声音刺激，观察 α 波是否减弱或消失。

5．受试者在闭目安静情况下，心算数学题，观察脑电波变化。

【注意事项】

1．实验室内应保持安静，室温在20℃左右，光线稍暗。

2．如脑电图中 α 波不明显，可将引导电极移到枕部。

3．受试者应精神松弛，肌肉尽量放松，以去除肌电干扰。

4．电极与头皮接触应良好，保证电极间的阻抗在允许范围内，否则会出现干扰。

【思考题】
1. 正常脑电图的基本波形有哪些？各有何特点？
2. 何谓 α 波阻断现象？这一现象说明了什么问题？
3. 脑电图的描记有何临床实用价值？

实验四十七　大脑皮层诱发电位
Evoked Potential of Cerebral Cortex

【实验目的】
学习哺乳类动物大脑皮层诱发电位的引导方法，掌握计算机叠加平均技术，了解波形特征和形成原理。

【实验原理】
大脑皮层诱发电位是指感觉传入系统任何一点受刺激时，在皮层某一区域引出的波幅较小的电位变化，由于皮层不断活动可产生波幅较大的自发性脑电，因此，诱发电位常被淹没在自发脑电波中，鉴于自发脑电越低，诱发电位就越清楚，因而使用深度麻醉的方法来降低自发脑电而突出诱发电位。同时，由于诱发电位的潜伏期主反应较恒定，并与刺激有较严格的锁时关系，可利用计算机生物信号处理系统的叠加技术，使诱发电位通过叠加幅度加大，而自发脑电和噪音是随机的，叠加可互相抵消，从而使诱发电位从自发脑电背景和噪音中分离出来。

【实验对象】
家兔或豚鼠。

【实验材料】
哺乳类动物手术器械，兔手术台，脑立体定位仪，银球电极（直径 1mm 的银丝，头端呈球形），保护电极，牙科钻或颅骨钻，小咬骨钳，明胶海绵，滴管，棉花，生物信号采集处理系统，38℃温生理盐水和液体石蜡，20% 氨基甲酸乙酯。

【实验步骤】
1. 麻醉　由耳缘静脉注射 20% 氨基甲酸乙酯 5ml/kg 体重。实验中可酌情补充用量，麻醉深度以维持呼吸在 20～24 次/分左右为宜，此时的皮层自发脑电较小。
2. 气管插管　参见实验三十三。
3. 头部手术　将兔转为俯卧位，兔头固定于脑立体定向仪，剪去头顶部的毛，沿头顶正中线切开头皮约 5～7cm，暴露颅骨骨缝，用手术刀柄刮去骨膜，在前囟左侧约 4mm 处（如前囟不易确定时，则人字缝往前 17.5mm 处即为前囟），用颅骨钻钻一小孔，用咬骨钳扩大孔径约 7～10mm，滴少许 38℃ 液体石蜡，防止皮层干燥和冷却。
4. 分离桡浅神经　在右前肢桡侧，肘关节上缘切开皮肤，分离桡浅神经约 2cm，把神经置于保护电极上，盖以 38℃ 液体石蜡棉条，用止血钳夹闭皮肤切口。保护电极与生物信号采集处理系统的刺激器输出口相连。

5. 连接实验仪器装置 将皮层引导电极装在脑立体定向仪的三维推进器上，电极尾端与生物信号采集处理系统输入端相连。参考电极夹在动物头皮边缘上，动物妥善接地。移动三维推进器，使电极头端的银球通过颅顶的小孔与皮层的表面接触（图84）。接地点应远离引导电极，如刺激右上肢，可将动物左上肢接地。

6. 打开计算机，启动生物信号采集处理系统，点击菜单"实验/实验项目"，按计算机提示逐步进入大脑皮层诱发电位的实验项目。参数设置见表32（可根据实验实际情况调整各参数）。

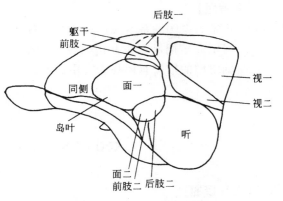

图84　兔大脑皮层代表区

表32　　　　　　　　　　　　　　　仪器参数设置表

系　　统	采 样 参 数		刺 激 参 数	
MedLab	显示方式	示波器（叠加触发）	刺激模式	主周期刺激
	采样间隔	20ms	主周期	2S
	X 轴压缩比	50:1	波宽	0.1ms
	通道	通道1　　　通道4	幅度	0.5V
	DC/AC	AC　　　记录刺激标记	间隔	50ms
	处理名称	诱发电位　　刺激标记	脉冲数	1
	放大倍数	10000　　　5~50	延时	1ms
	Y 轴压缩比	4:1　　　64:1	周期数	连续
RM6240C	显示方式	示波器（叠加触发6~7次）	刺激模式	单刺激
	灵敏度	200mV	幅度	5~6V
	采样频率	20k	波宽	0.2ms
	扫描速度	20ms/div	延时	40ms
	时间常数	0.2s		
	低通频率	100Hz		
BL-410	放大倍数	2000	刺激模式	单刺激
	时间常数	0.1s	幅度	3V
	滤波	300Hz	波宽	0.1ms
	扫描速度	12.5~25ms/div	延时	50.00ms

【观察项目】

刺激前先记录麻醉状态时的大脑皮层自发脑电，如果自发脑电电位较大，表示麻醉深度不够，可适当追加麻醉剂，但剂量一般不超过规定量的 10%。

给予刺激，观察皮层诱发电位是否出现（图 85）。一般是在刺激伪迹之后出现一稳定的电位变化，波形由主反应和后放两部分组成：主反应一般在刺激后 5～12ms 出现，即潜伏期为 5～12ms，为先正后负的电位变化，主要是由大锥体细胞产生的综合电位变化；后放是主反应之后出现的一系列正相的周期性电位变化，是皮层与丘脑接替核之间环路活动的结果。如果记录的诱发电位不明显，可移动引导电极，逐点探测，寻找诱发电位幅度最大且恒定的区域。

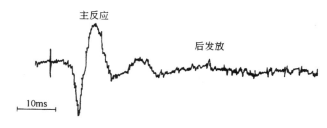

图 85 兔皮层诱发电位（叠加）

【注意事项】

1. 仪器及动物必须接地良好。

2. 开颅后，应经常更换温液体石蜡，保持脑温。因大脑神经细胞对温度变化十分敏感。

3. 开颅时，注意避免损伤血管，一旦血管破裂出现血凝块，将会影响实验结果。

4. 引导电极接触皮层时，要松紧适度，压得太紧，会损伤皮层，影响结果。

5. 动物麻醉适当深些，使自发脑电波抑制，诱发电位才会明显地显示出来。

【思考题】

1. 如何区别皮层诱发电位与自发脑电？

2. 大脑皮层诱发电位有何特征？有何生理与临床意义？

3. 分析诱发电位潜伏期长短同什么相关？

4. 皮层诱发电位的主反应是否是动作电位？

实验四十八 人视觉功能测定
Measurement of Human Visual Sense Function

【实验目的】

学习使用视力表测定视力的原理和方法。

【实验原理】

眼睛能分辨两点间最小距离的能力称为视力（视敏度），常用眼睛能分辨最小视角的倒数来表示视力。视角指两个光点的光线投入眼球，通过节点时所成的夹角。国际视力表即据此视角原理设计。目前我国规定测定视力用标准对数视力表。计算公式为：视力 = 5 - logα'。α' 为 5m 远处能看清物体的视角。临床

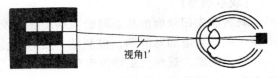

图 86　视力表原理

规定当视角为 1 分角时，能分辨两个可视点的视力为正常视力，即在 5m 远处能看清视力表上 1.0 行的"E"字缺口处（图 86）。

【实验对象】

人。

【实验材料】

国际标准视力表，标准对数视力表，指示棒，遮眼罩，米尺。

【实验步骤】

1．视力表挂在光线充足、均匀的墙壁上，表上第十行"E"的高度应与受试者眼睛在同一水平。

2．受试者站在视力表前 5m 处，用遮眼罩遮住左眼，右眼看视力表，主试者用指示棒从表的第一行开始，依次指点各符号，受试者按指示棒说出各符号的缺口方向，然后依次指向各行，直至受试者完全不能分辨为止，此时即可从视力表上直接读出其视力值。

3．用同样的方法测定左眼视力。

4．如受试者对最上一行符号（即视力值为 0.1）都无法辨认，则令受试者向前移动，直至能辨认最上一行为止，此时再测量受试者与视力表的距离，按下列公式推出其视力。

受试者视力 = 0.1 × 受试者与视力表的距离（m）/5m

【注意事项】

1．室内光线一定要充足且均匀。

2．受试者与视力表的距离要测量准确。

3．用遮眼罩遮眼时，勿压眼球，以防影响测试。

【思考题】

1．国际视力表设计的原理是什么？有什么缺点？

2．标准对数视力表的优点是什么？

3．影响人视力的因素有哪些？测试视力时应注意哪些问题？

4．受试者 2.5m 远处才能看清第十行的"E"，受试者视力是多少？为什么？

实验四十九　视野测定
Measurement of Visual Field

【实验目的】

学习检查视野方法，了解正常视野的范围及检测的意义。

【实验原理】

视野是指单眼固定注视前方一点时所能看到的空间范围。测定视野有助于了解视网膜，视神经或视觉传导通路和视觉中枢的功能。正常人的视野范围，鼻侧和额侧较窄，颞侧与下侧较宽。在亮度相同的条件下，白色视野最大，黄、蓝次之，红色再次之，绿色最小。

【实验对象】

人。

【实验材料】

视野计，各色视标，视野图纸，铅笔（白、黄、红、绿色）。

【实验步骤】

视野计的式样较多，常用的是弧形视野计，它是一个半圆弧形金属板，安在支架上，可绕水平轴作 360° 的旋转，旋转的角度可以从分度盘上读出。圆弧形外面有刻度，表示该点射向视网膜周边的光线与视轴所夹的角度，视野的界限就是以此角度来表示。在圆弧内面中央装有一面小镜作为目标物，其对面的支架上附有托颌架与眼托架。此外，视野计都附有白、黄或蓝、红、绿视标。一般视野计都放置在光线充足的桌台上（图87）。

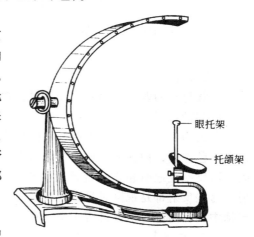

眼托架

托颌架

图 87　弧形视野计

【观察项目】

1. 令受试者背对光线，面对视野计坐下，把下颌放在托颌架上，右侧眼眶下缘靠在眼托架上，调整托颌架的高度，使眼与弧架的中心点位于同一水平面上，先将弧架摆水平位置，遮住左眼，令右眼注视弧架的中心点，主试者首先选择白色视标沿弧架一端慢慢从周边向中央移动，随时询问受试者是否看见了视标，当受试者回答看见时，就将视标倒移回一段距离，然后再向中央移动，重复测试一次，待得出一致结果时，记下弧架上的相应经纬度数，并将测得的经纬度数记录在视野图上。用同样方法，从弧架另一端测量。

2. 将弧架顺时转动45°角，重复上述操作，如此继续下去，共操作4次，得出8个经纬度数值，将视野图上的8个经纬度数值依次连接起来，就得出白色视野的范围。

3. 按照相同的操作方法，测出右眼的黄、红、绿各色视觉的视野，分别用黄、红、绿三色铅笔在视野图上标出。

4. 以同样方法，测定左眼的白、黄、红、绿四色的视野。

5. 在视野图上记下所测定的眼与注视点间距离和视标的直径。通常前者为 33cm，后者为 3mm。

【注意事项】

1. 测定过程中，受试者的被测眼始终凝视弧架的中心点，眼球不能任意移动，只能用"余光"观察视标。

2. 眼必须与弧架中心点保持同一水平。

3．在实验过程中受试者可略作休息，避免眼睛疲劳而影响实验结果。

4．测试时，视标移动速度要慢，如有时间可多测几个点，这样所得的视野图就更精确。

【思考题】

1．为什么单眼视野的形状是不规则的圆形？

2．为什么不同颜色的视标测出的视野范围不同？

3．人双眼同色视野是否对称？

实验五十　瞳孔的调节反射和对光反射
Pupillary Accommodation Reflex and Light Reflex

【实验目的】

观察瞳孔的调节反射和对光反射，学会瞳孔对光反射的检查方法。

【实验原理】

看近物时，可反射性地引起双侧瞳孔缩小，减少射入眼的光线并减少眼折光系统的球面像差和色像差，使视网膜成像更为清晰，称为瞳孔调节反射。当射入眼的光线强弱发生变化时，可反射性地引起瞳孔直径发生相应的变化，从而调节射入眼的光线，称为瞳孔对光反射。这些反射都是视网膜受到光刺激后，通过中脑而传出的神经反射，检查这些反射可了解包括中脑在内的反射弧是否正常，有助于某些疾病定位诊断。

【实验对象】

人。

【实验材料】

手电筒，遮光板。

【观察项目】

1．瞳孔调节反射　令受试者注视正前方远处的物体，观察其瞳孔的大小，然后将物体由远处向受试者眼前移动，在此过程中观察受试者瞳孔大小的变化，同时注意两眼瞳孔间的距离有无变化。

2．瞳孔对光反射

（1）在光线较暗处（或暗室内）先观察受试者两眼瞳孔的大小，然后用手电筒光照射受试者一侧瞳孔，观察该瞳孔的变化及停止照射时的瞳孔变化。

（2）在鼻梁上用遮光板将两眼视野隔开，再用手电筒光照射该侧瞳孔，观察另一侧瞳孔的变化。

【注意事项】

1．瞳孔调节反射时，受试者两眼要直视物体。

2．瞳孔对光反射时，受试者两眼需要直视远处，不可注视手电筒。

【思考题】

1．什么是瞳孔调节反射和对光反射？其反射弧是什么？

2. 瞳孔对光反射的特点及互感反应的机制是什么？

3. 视近物时两眼瞳孔间距有何变化及其生理意义？

4. 检查瞳孔对光反射有何临床意义？

实验五十一　声音的传导途径
Sonic Conduction Pathway

【实验目的】

学习听力检查方法，比较气传导和骨传导的听觉效果，了解听力检查在临床上的意义。

【实验原理】

声音由外界传入内耳可以通过两条途径：气传导——声音经外耳、鼓膜、听骨链和卵圆窗传入内耳；骨传导——声音直接作用于颅骨、耳蜗骨壁传入内耳。正常人以气传导为主，骨传导作用甚微，但对鉴别耳聋的性质具有一定的临床意义。

【实验对象】

人。

【实验材料】

音叉（频率 256Hz 或 512Hz），棉球。

【观察项目】

1. 比较同侧耳的气传导和骨传导（任内试验）

（1）任内试验阳性　室内保持肃静，受试者取坐位，检查者振动音叉后，立即将音叉柄底端置于受试者一侧颞骨乳突部，此时受试者可听到音叉响声，随时间推移，音响逐渐减弱，当受试者听不到声音时，立即将音叉移到同侧外耳道口 2cm 处，受试者又可听到响声；反之，先置音叉于外耳道口 2cm 处，待刚听不到响声时，立即将音叉移到颞骨乳突处，如受试者仍听不到声响，说明气传导大于骨传导，正常人气传导的时间比骨传导的时间长，临床上称为任内试验阳性。

（2）任内试验阴性　用棉球塞住受试者同侧外耳道（模拟气传导途径障碍），重复上述实验步骤，会出现气传导时间多于或短于骨传导时间，临床上称为任内试验阴性。

2. 比较两耳骨传导（魏伯实验）

（1）实验者将震动的音叉底端置于受试者前额正中发际处或颅顶正中处，令其比较两耳听到的声音强度是否相等。正常人两耳所感受的声音强度是相等的。

（2）用棉球塞住受试者一侧外耳道，重复上述实验，询问受试者两耳听到的声音强度是否一样，偏向哪侧。

临床上根据上述任内试验和魏伯试验的结果，大致可判断耳聋的性质，见表33。

表 33   音叉试验结果判断

检 查 方 法	结 果	说 明	判 断
任内试验	阳性	气传导>骨传导	正常耳
	阴性	气传导<骨传导	传导性耳聋
魏伯试验	两侧相同	两侧骨传导相等	正常耳
	偏向患侧	患侧空气传导干扰减弱	患侧传导性耳聋
	偏向健侧	患侧感音功能丧失	对侧神经性耳聋

【注意事项】

1．振动音叉时不要用力过猛，可用手掌、橡皮锤敲击，切忌在坚硬物体上敲击，以免损坏音叉。

2．在操作过程中只能用手指持音叉柄，避免音叉臂与皮肤、耳廓、毛发等物体接触而影响振动。

3．将音叉放到外耳道口时，应将音叉臂的振动方向正对外耳道口，相距外耳道 2cm。

【思考题】

1．正常人听觉声波传导的途径与特点是什么？

2．根据任内实验和魏伯实验，如何鉴别传导性耳聋和神经性耳聋？

实验五十二　破坏动物一侧迷路的效应
Destroy Animal Unilateral Labyrinth Effect

【实验目的】

观察迷路在调节肌张力，维持机体姿势中的作用。

【实验原理】

内耳迷路由三部分组成：耳蜗、前庭（椭圆囊、球囊）和三个半规管，后两部分合称为前庭器官，前庭器官是人体对自身运动状态和头在空间位置的感受器，兴奋时能反射性调节肌紧张，维持机体的平衡与姿势。一侧迷路功能丧失，可使肌紧张协调发生障碍，失去维持正常姿势与平衡能力，由于迷路功能消失所引起的眼外肌紧张障碍还会发生眼球震颤。

【实验对象】

豚鼠、蟾蜍、鸽子。

【实验材料】

哺乳类动物手术器械，滴管，棉球，明胶海绵，探针，水盆，纱布，氯仿，乙醚。

【实验步骤】

1．消除豚鼠一侧迷路功能　先观察豚鼠活动情况，然后将豚鼠侧卧，拽住上侧耳廓，用滴管向外耳道深处滴入氯仿 2～3 滴，握住动物片刻，防止乱动，以使氯仿通过渗透作用于半规管，消除其感受功能。约 10 分钟后，用手握住动物后肢，观察动物头部位置，颈部、躯干两侧及四肢的肌紧张度，眼球震颤等变化，注意变化是发生在迷路功能健侧还是功能消失一侧。任其自由活动时，可见动物向消除迷路功能一侧作旋转运动或滚动。

2. 破坏蟾蜍一侧迷路 选用水中游泳姿势正常的蟾蜍，乙醚麻醉后，用纱布包住蟾蜍的躯干及四肢，腹部向上，令其张口，用手术刀或剪刀在颅底口腔粘膜做一横向切口，分开粘膜，可见"十"字形的副蝶骨，副蝶骨左右两侧的横突，即迷路所在部位（图88）。将一侧横突骨质削去一部分，可见粟米大小的小白丘，此即为迷路，用探针刺入小白丘深约 2mm，破坏迷路。数分钟后，观察蟾蜍静止和爬行的姿势以及游泳的姿势。可见蟾蜍头部、躯干均歪向迷路患侧。

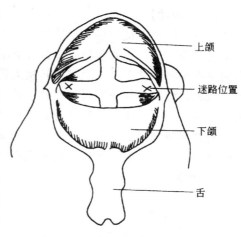

图88 迷路位置示意图

3. 破坏鸽子一侧迷路 先将鸽子放在一块载板上，将载板慢慢旋转观察其姿势，然后吸入乙醚，轻度麻醉鸽子，并剪去头部羽毛，在头部后方正中线切开皮肤，并将皮肤向创伤两侧钝性扩展，暴露枕骨隆凸，隔着隆凸的骨板可窥见半规管，用手术刀或镊子仔细的除去一侧半规管处的颅骨，暴露半规管，各半规管皆伴有静脉，注意勿伤血管，若出血可用明胶海绵或热盐水棉球压迫。仔细辨认三个半规管，用尖头镊子或探针刺破每一半规管，可见内淋巴流出。然后闭合伤口，缝合皮肤，待动物清醒后开始观察鸽子在静止时头部位置和身体姿势。让鸽子站在载板上，将载板慢慢旋转，观察其姿势的变化，也可抛向空中，观察鸽子飞翔时的姿势。

【注意事项】

1. 选择健康，对称运动好，两眼无残疾的动物。

2. 破坏或麻醉迷路前应认真观察动物的姿势、状态及运动情况。

3. 氯仿是一种高脂溶性全身麻醉剂，不可滴入过多，以免造成动物死亡。

4. 蟾蜍颅骨板薄，损伤迷路时部位要准确，用力适度，勿损伤脑组织。

【思考题】

1. 何谓前庭器官，由哪几部分组成？它们的生理功能是什么？

2. 破坏动物一侧迷路后，头及躯干状态有哪些变化？为什么？

实验五十三　微音器电位和听神经动作电位观察
Observation of Microphone Electric Potential and Auditory Neural Action Potential

【实验目的】

学习引导耳蜗电位的方法，观察微音器电位与听神经动作电位的特点及关系。

【实验原理】

耳蜗是听觉系统的感音换能部位，当受到刺激后，可由置于耳蜗及其附近的电极引导出一系列电位波动，主要包括耳蜗微音器电位和听神经复合动作电位。微音器电位实际是耳蜗内的毛细胞将声波刺激的机械能转换为听神经冲动过程中所产生的感受器电位，其特点是波形、频率、位相等均与刺激的声波一致，电位的幅度随声音刺激的强度而升高，无潜伏期，无不应期，不易发生疲劳和适应。听神经动作电位是继微音器电位后出现的一组双向电位波动，是众多听神经的复合动作电位，可记录到 $2\sim3$ 个负波（N_1、N_2、N_3），其幅度随声音刺激强度而增高。其高低能反应被兴奋的神经纤维数目的多少。

【实验对象】

豚鼠。

【实验材料】

哺乳类动物手术器械，小骨钻，引导电极（涂有绝缘层的针灸针或银球电极），参考电极与接地电极（用针灸针代替），蛙板，生物信号采集处理系统，扬声器或耳塞，烧杯，纱布，注射器，胶泥，20％氨基甲酸乙酯。

【实验步骤】

1. 耳部手术　取体重约350g健康的幼年豚鼠，用20％氨基甲酸乙酯按5ml/kg体重腹腔注射麻醉，将已麻醉的豚鼠侧卧于蛙板上，剪去上面一侧耳后部毛，沿耳廓根部后缘作一弧形切口，分离皮下组织，刮净肌肉，暴露骨乳突，用小骨钻在乳突上钻一小孔，再仔细扩大为直径3～4mm的骨孔，孔内即为鼓室。

2. 安放电极，使豚鼠头部嘴端稍向下垂，将引导电极的银球电极前端稍弯曲，从骨孔插向深部，轻轻地安放在圆窗膜上（在骨孔前内侧壁有一直径约0.2cm的小孔，其上封闭的膜即为圆窗膜），并用胶泥固定，参考电极置于手术切口肌肉或皮肤上，接地电极插入动物前肢（图89）。

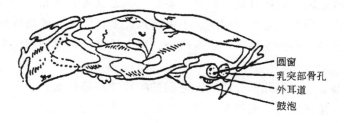

圆窗
乳突部骨孔
外耳道
鼓泡

图89　豚鼠头骨

3. 连接实验仪器装置　将电极（引导、参考、接地电极）与生物信号采集处理系统的某一通道接口相连（红色夹子夹引导电极，白色夹子夹参考电极，黑色夹子夹接地电极），刺激输出端与耳塞相连。

4. 打开计算机，启动生物信号采集处理系统，点击菜单"实验/实验项目"，按计算机提示逐步进入记录耳蜗微音器电位的实验项目。参数设置见表34（可根据实验实际情况调整各参数）。

表34 仪器参数设置表

系　统		采　样　参　数		刺　激　参　数	
MedLab	显示方式	示波器（叠加触发）		刺激模式	主周期刺激
	采样间隔	20ms		主周期	2s
	X轴压缩比	50∶1		波宽	0.1ms
	通道	通道1	通道4	幅度	0.5V
	DC/AC	AC	记录刺激标记	间隔	50ms
	处理名称	耳蜗电位	刺激标记	脉冲数	1
	放大倍数	10000	5～50	延时	1ms
	Y轴压缩比	4∶1	64∶1	周期数	连续
	放大倍数	2000		刺激方式	单刺激
BL-410	时间常数	0.1s		幅度	3V
	滤波	1kHz		波宽	1ms
	扫描速度	10ms/div		延时	100ms
RM6240C	显示方式	示波器（叠加触发）		刺激方式	单刺激
	灵敏度	100mV～200mV		幅度	3V
	采样频率	20k		波宽	0.2ms
	扫描速度	10ms/div		间隔	10ms
	时间常数	0.02s		延时	20ms
	低通频率	1k			

【观察项目】

1．短声刺激　将耳机对准动物外耳道，启动刺激器输出，调节幅度，给予动物适当的短声刺激。在屏幕上可看到刺激伪迹后的微音器电位，以及在它后面的听神经动作电位。反转刺激器输出的极性或交换耳机两端的接线改变声音的相位，可看到微音器电位的相位倒转180°，而听神经动作电位的相位没有变化。

2．语音刺激　直接对豚鼠外耳道说话或唱歌，采用连续采样方式采样，在屏幕上可见到与所给声音的频率和振幅相应的电位变化。

【注意事项】

1．挑选豚鼠时可用击掌测试其耳廓反应，选取耳廓反射好的动物。

2．骨孔周围组织必须刮净，避免产生渗出液进入鼓室而影响实验。

3．引导电极注意绝缘，防止发生短路。

4．安置引导电极时，应谨慎精确，切勿将圆窗膜戳破，以免淋巴流出，使电位减小和实验时程缩短。

【思考题】

1．何谓微音器电位？试述其产生机制。

2．微音器电位和听神经动作电位有何特点？

3．微音器电位和听神经动作电位有何区别与联系？

附录一
生理学基本技能考查项目

1. 生骨神经腓肠肌标本制备
2. 电刺激器使用
3. 静脉注射
4. 离体肌肉运动的描记
5. 气管插管术
6. 动脉插管术
7. 输尿管或膀胱插管术
8. 呼吸运动的描记
9. 动脉血压的描记
10. 压力换能器的使用
11. 麦氏浴槽或恒温浴槽的使用
12. 生物信号采集处理系统的使用

说明：

1. 学生必须在学习过程中掌握上述最基本的操作技能和实验理论。期终考试前进行实验理论和操作考查。

2. 生理实验课考查及格后，方可参加生理学理论考试。

附录二

生理学实验常用术语中英文对照

A

α 波阻断	alpha wave blocking
氨基甲酸乙酯（脲酯，乌拉坦）	urethane
暗适应	dark adaptation

B

白血球	white blood cell（WBC）
半规管	semicircular canals
保护电极	protected electrode
报告	report
表面电极	surface electrode
标准对数视力表	standard logarithm visual chart
波长	wavelength
波宽	waveduration
波形	waveform
玻璃板	glass board
玻璃分针	glass dissecting needle
哺乳动物	mammal
哺乳类手术器械	operating instruments of mammalia
不完全强直收缩	incomplete tetanus
不应期	refractory period
补呼气量	expiratory reserve volume ERV
补吸气量	inspiratory reserve volume IRV

C

采血针	puncturing needle
参考电极	reference electrode
参数设置	set parameter
蟾蜍	toad
超常期	supernormal period
潮气量	tidal volume TV
重复	replication
常用盐溶液	salt solution most in use

常用抗凝剂配制	compound anticoagulant most in use
常用动物的捕捉方法	catching method of animals most in use
常用动物的麻醉方法	anaesthesia method of animals most in use
常用动物的固定方法	fixation method of animals most in use
常用手术的基本操作	fundamental manipulations of operations most in use
触发	trigger
处理因素	study factor
传出神经	efferent fiber
传导性耳聋	conduction deafness
传导速度	conduction velocity
传导散热	thermal conduction
传入神经	afferent fiber
传统的生理学实验常用器材	traditional experimental instruments most in use of physiology
垂体后叶素	pituitrin
刺激	stimulus
刺激电极	stimulating electrode
刺激伪迹	stimulating artifact
刺激强度	stimulus degree
刺激隔离器	stimulus isolator

D

大脑皮层	cerebral cortex
大鼠	rat
代偿间歇	compensatory pause
单极	monopolar
单收缩	single twitch
单通道记录	single channel recording
单相动作电位	monophasic action potential
胆碱能神经	cholinergic nerve
等渗溶液	iso-osmotic solution
低常期	subnormal period
滴管	dropper
电磁标	signal magnet
电子刺激器	electron stimulator
电机械换能器	electromechanical transducer
电生理	electro-physiology
动物	animal
动脉套管（插管）	arterial·cannula

动脉夹	artery clip
动作电位	action potential
动-静脉短路	arteriovenous shun
窦神经	sinus nerve
短声刺激	tune burst stimulus
对照	contrast
对光反射	light reflex
对流散热	thermal convection
多道生理记录仪	multipurpose polygraph

E

耳蜗	cochlea
耳蜗微音器电位	cochlea microphone electric potential
耳缘静脉	helix vein

F

乏极化电极	non-polarisable electrode
反射弧	reflex arc
反射时	reflex time
反应	reaction
放大器	amplifier
腓肠肌	gastrocnemius
肺通气	pulmonary ventilation
肺牵张反射	pulmonary stretch reflex
肺活量	vital capacity VC
肺容量	lung volume
腹腔注射	intraperitoneal injection
复合动作电位	complex action potential
负荷	load

G

肝素	heparin
干扰	disturbance, interference
感受器	sensor
隔离	insulation
膈神经	phrenic nerve
共济失调	ataxia
狗（犬）	dog
骨骼肌	skeletal muscle
骨传导	bone conduction

静脉窦	sinus venous
静脉套管	venous cannula
静脉注射	intravenous injection
静息电位	resting potential
金属探针	metal probe
颈动脉脉搏波	carotid pulse tracing（CPT）
交感神经	sympathetic nerve
降压反射	depressor reflex
降压神经放电	discharge of depressor nerve
家兔	rabbit
腱反射	tendon reflex
交互抑制	reciprocal inhibition
颈部手术	carotid operation
颈总动脉	common carotid artery
静脉	vein
颈动脉窦压力	carotid sinus pressure

K

空间总和	spatial summation
扩散	diffusion

L

拉丁方设计	Latin square design
利用时	utilization time
离体	in vitro
离体蟾蜍心脏	isolated toad heart
硫喷妥钠	sodium pentothal
量血压	take one's blood pressure
硫酸溶液	sulfuric acid solution
颅骨	cranial bone
颅骨钻	trephine
氯醛糖	chloralose
卵圆窗	fenestra ovalis

M

麻醉	anesthesia
麻醉动物	anesthetized animal
麻醉剂	anesthetic agents
脉率	pulse rate

麦氏浴槽	Magnus'bath
猫	cat
迷走神经	vagus nerve
迷路	labyrinth
盲点	blind spot，scotoma
每分通气量	minute ventilation volume
描记	tracing

N

脑电波	brain wave
脑电图	electroencephalogram（EEG）
脑干网状结构	reticular formation of brain stem
内耳	inner ear
颞骨	temporal bone
镊子	forceps
尿生成	urine formation
凝血时间	coagulation time
凝集原	agglutinogen
凝集素	agglutinin
能量代谢	energy metabolism
能量代谢率	energy metabolic rate

P

培养皿	culture dish
配伍设计	randomized block design
配对设计	paired design
皮层运动区	motor cortex
皮层诱发电位	cortical evoked potential
平均动脉压	mean arterial pressure
平滑肌	smooth muscle
频率	frequency
平衡	balance
平静呼吸	eupnea
普通电极	common electrode

Q

气传导	air conduction
气胸	pneumothorax
气管套管（插管）	tracheal cannula
期前收缩	premature systole（extrasystole）
期前兴奋	premature excitation

前庭功能	vestibular function
前庭器官	vestibular organ
前置放大器	preamplifier
前负荷	preload
前囟	anterior fontanelle
潜伏期	latent period
强度	intensity
强度-时间曲线	strength-duration curve
切开	incision
球囊	saccule
全身麻醉	general anesthesia
去大脑僵直	decerebrate rigidity
去甲肾上腺素	noradrenaline（NA）norepinephrine（NE）
曲线	curve
屈肌反射	flexor reflex
躯体运动	somatic movement
R	
人	human
人字缝	lambdoid suture
任氏溶液	Ringer's solution
溶血	hemolysis
任内试验	Renne' test
绒球小结叶	flocculonodular lobe
S	
搔抓反射	scratch reflex
扫描	sweep
伸肌	extensor
射血前期	preejection period（PEP）
神经干	nerve trunk
神经冲动	nerve impulse
神经调节	nerve regulation
生理溶液	physiological solution
生理盐水	normal saline
生理学实验	physiological experiments
生理记录仪	physiological grapher
生理实验的设计	design of physiological experiments
生理学实验常用器械	experimental instruments most in use of physiology

生理学实验课的目的和要求	purpose and requirements of physiological experiments
生理特性	physiological characteristics
声音刺激	sound stimulus
斯氏第一结扎	stanniu's first ligature
斯氏第二结扎	stanniu's second ligature
视敏度	visual acuity
视野	visual field
视力表	visual testing chart
视神经	optic nerve
视网膜	retina
矢状缝	sagittal suture
时间总和	temporal summation
示波器	oscillograph
手术	operation
手术刀	scalpel
收缩压	systolic pressure
收缩时间间期	systolic time intervals（STI）
受试对象	object
输出	output
输入端	input
四叠体	quadrigeminum
随机	randomization
随意运动	voluntary movement
水检压计	water manometer
实验刺激	test stimulus
试验动物的编号	number experimental animals
试验结果的整理	sorting of experimental results
实验报告的撰写	writing of experimental reports
肾上腺素	adrenaline
肾上腺素能神经	adrenergic nerve
缩瞳	myosis
时值	chronaxie
双相动作电位	biphasic action potential
速尿	furosemide
舒张压	diastolic pressure
时间肺活量	timed vital capacity
食物的热价	thermal equivalent of food

食物的氧热价　　　　　　　thermal equivalent of oxygen

T

台氏溶液　　　　　　　　　Tyrode's solution
听觉　　　　　　　　　　　audition
听力　　　　　　　　　　　hearing
听诊器　　　　　　　　　　stethoscope
瞳孔　　　　　　　　　　　pupil
瞳孔对光反射　　　　　　　pupillary light reflex
瞳孔调节反射　　　　　　　pupillary accommodation reflex
同步，同时性　　　　　　　synchronism
豚鼠　　　　　　　　　　　cavy
椭圆囊　　　　　　　　　　utricle
通气/血流比值　　　　　　ventilation/perfusion ratio V_A/Q
体温　　　　　　　　　　　body temperature
体热平衡　　　　　　　　　body heat equipoise

W

蛙　　　　　　　　　　　　frog
蛙板　　　　　　　　　　　frog board
蛙心夹　　　　　　　　　　heart clip
蛙类手术器械　　　　　　　operating instruments of batrachia
外耳　　　　　　　　　　　outer ear
外周端　　　　　　　　　　peripheral end
外周化学感受器　　　　　　peripheral chemoreceptor
胃肠运动　　　　　　　　　gastrointestinal movement
戊巴比妥钠　　　　　　　　sodium pentobarbital
完全随机设计　　　　　　　completely random design
完全强直收缩　　　　　　　complete contraction
完整性　　　　　　　　　　integrity
魏伯试验　　　　　　　　　Weber's test
微音器效应　　　　　　　　microphonic effect
无创伤性检测技术　　　　　noninvasive technique
无创性测定　　　　　　　　noninvasive assessment
微循环　　　　　　　　　　microcirculation
胃肠激素　　　　　　　　　gastrointestinal hormone
温度感受器　　　　　　　　temperature receptor

X

小白鼠　　　　　　　　　　mouse

小脑损伤	cerebellar injury
效应	effect
效应器	effector
显微镜	microscope
兴奋	excitation
兴奋性	excitability
锌铜弓	bimetal electrode
血管	vessel
血液凝固	blood coagulation
血细胞比容	hematocrit
血型	blood group
血压	blood pressure
血压计	sphygmomanometer
血红蛋白	hemoglobin（Hb）
相对不应期	relative refractory period
心电图	electrocardiogram（ECG）
心电向量图	vectorcardiogram
心肌	myocardium
心输出量	cardiac output
心音	heart sound
心音图	phonocardiogram
心率	heart rate
胸内负压	intrathoracic negative pressure
消化道	alimentary canal
小汗腺	eccrine gland

Y

压力感受器	baroreceptor
延髓	medullary bulb
延迟	delay
液体石蜡	liquid paraffin
乙醇	ethanol
乙醚	ether
乙酰胆碱	acetylcholine（Ach）
易化作用	facilitation
抑制	inhibition
咬骨钳	bone forceps
阴极射线示波器	cathode ray oscillograph
音叉	tuning fork

引导电极	leading electrode
硬脑膜	cerebral duramater
有效不应期	effective refractory period
诱发电位	evoke potential
阈刺激	threshold stimulus
阈上刺激	suprathreshold stimulus
阈下刺激	subthreshold stimulus
阈值	threshold
阈强度	threshold intensity
阈收缩	threshold contraction
运动单位	neuromuscular unit（NMU）

Z

针形电极	point electrode
正交设计	orthogonal design
自律性	auto-rhythmicity
自发性脑电	spontaneous electrical activity of brain
自主活动	autonomic movement
姿势	attitude
站立姿势	erect position
诊断	diagnosis
眼球震颤	nystagmus
正常视力	normal vision
振幅	amplitude
止血钳	hemostatic forceps
增益	gain
中脑	mesencephalon
中枢端	central end
中枢神经系统	central nervous system
中枢抑制	central inhibition
中央前回	gyrus centralis anterior
主反应	key action
注射	inject
注射器	syringe
注射器针头	syringe needle
主动脉神经	aortic nerve
装置	apparatus
最大收缩	maximal contraction

最大刺激	maximal stimulus
最适强度	optimal intensity
最适初长度	optimal length
最小视角	minimum visual angle
总电机械收缩期	total electromechanical systole（TEMS）
总和	summation
坐骨神经	sciatic nerve
坐骨神经-腓肠肌标本	sciatic-gastrocnemius preparation
左心室射血时间	left ventricular ejection time（LVET）
直捷通路	thoroughfare channel
在体	in vivo
摘除	extirpation